U0344479

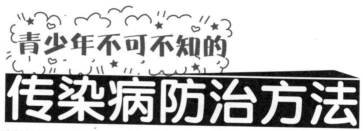

青少年安全丛书
QING SHAO NIAN AN QUAN CONG SHU

# 青少年不可不知的
# 传染病防治方法
QINGSHAONIANBUKEBUZHIDECHUANRANBINGFANGZHIFANGFA

主编：曾　缓

副主编：田　尧　逯　嘉　张　磊

编　　委：（以姓氏字母顺序排列）

曹　冰　杜旌畅　郭　航　韩明明

黄　轲　逯　嘉　李乐瑜　瞿元媛

孙丽萍　唐茂芝　唐　雪　田　尧

王华平　赵　勇　张　磊　曾　缓

图书在版编目(CIP)数据

青少年不可不知的传染病防治方法 / 曾缓主编. —
重庆 : 西南师范大学出版社，2013.1(2019.1重印)
（青少年安全丛书）
ISBN 978-7-5621-6056-4

Ⅰ.①青… Ⅱ.①曾… Ⅲ.①传染病防治－青年读物
②传染病防治－少年读物 Ⅳ.①R183－49

中国版本图书馆 CIP 数据核字(2012)第 311522 号

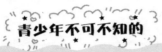

**传染病防治方法**

主 编 曾 缓

| | |
|---|---|
| 策 划： | 刘春卉 杨景罡 |
| 责任编辑： | 胡秀英 曾 文 |
| 特邀编辑： | 常丽丽 |
| 插图设计： | 丁月华 张 昆 |
| 装帧设计： | 曾易成 |
| 出版发行： | 西南师范大学出版社 |
| | 地址：重庆市北碚区天生路 2 号 |
| | 邮编：400715 市场营销部电话：023-68868624 |
| | http://www.xscbs.com |
| 经 销： | 新华书店 |
| 印 刷： | 重庆市正前方彩色印刷有限公司 |
| 开 本： | 889mm×1194mm 1/32 |
| 印 张： | 7.75 |
| 字 数： | 130 千字 |
| 版 次： | 2013 年 3 月第 1 版 |
| 印 次： | 2019 年 1 月第 8 次印刷 |
| 书 号： | ISBN 978-7-5621-6056-4 |

定 价：16.00 元

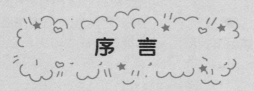

# 序 言

青少年朋友们,感谢你们翻开这套丛书,我也很高兴能够将其介绍给大家。

青少年能够身体健康、心情愉悦、才干增长是我们的共同期待,然而,我们成长在这样一个时代:一方面,食物种类琳琅满目、电子产品更新超快、立体交通四通八达、互联网络信息海量;另一方面,食品安全事件层出不穷、电子辐射无处不在、交通事故频繁出现、网络信息参差不齐。不仅如此,传染病和自然灾害也时有发生。作为青少年,在汲取当今社会物质和精神营养的同时,往往也是最容易受伤的人。

我不禁想到了一名新西兰 10 岁女孩蒂莉·史密斯的故事。2004 年 12 月 26 日早晨,正在泰国普吉岛度假的小女孩全家到海滩散步,史密斯看到"海水开始冒泡,并发出像煎锅一样的咝咝声"。凭借此前所学的地理科普知识,她迅速作出这是海啸即将到来的判断。于是,她大声向人们呼喊"海啸要来了",不但救了她自己和父母,而且挽救了普吉岛麦考海滩附近 100 多人的生命。

因此,我们应该向这个新西兰小女孩学习,"安全第一,预防为主"这句话绝对不只是口号而已。面对当今社会一些复杂问题和突发安全事件,你们准备好了吗?

去年这个时候,作为一名医科院校公共卫生教师,我很荣幸地接受了西南师范大学出版社职业教育分社的邀请,成为该丛书的主编,并组建了由高校、医院和食品药品监督管理局的一线专家组成的编写团队,确保丛书内容的科学性。另外,为了增加丛书的趣味性、可读性、科普性,特邀了医科大学部分研究生和本科生参加编写。

丛书内容主要涉及食品安全鉴别方法、应急救护避险方法、网络安全、交通安全、防辐射知识、自然灾害自救方法、传染病防治方法、公众安全应急措施等八个方面,即分别是《青少年不可不知的交通安全》《青少年不可不知的网络安全》《青少年不可不知的防辐射知识》《青少年不可不知的自然灾害自救方法》《青少年不可不知的应急救护避险方法》《青少年不可不知的食品安全鉴别方法》《青少年不可不知的传染病防治方法》《青少年不可不知的公众安全应急措施》八本。

丛书以与青少年密切相关的有关安全事故的案例来组织编排,以提问的方式指出安全事故模块中错误或不当的做法,并提出如何正确操作的互动讨论,同时通过"加油站"和"专家引路"来进行科学性知识的解读,用"我来体验"操作练习来提高青少年安全应对意识和技能。

本丛书的主体对象是青少年,当然,也希望教师以及学生家长能够飨读。

然而,由于各方面的原因,本丛书仍有很多不足之处,希望广大读者给予宝贵意见和建议,以进一步完善该套丛书。

赵 勇

2012 年 12 月 8 日于美国辛辛那提大学

# 前言

随着全球化的发展,各地区和国家之间的交往日益频繁,某些传染病的传播也更为"猖獗"。近年来,"非典"(SARS)、禽流感、手足口病的传播和流行给我们敲响了警钟。防患于未然,应是我们共同的选择。

本书是西南师范大学出版社出版的"青少年安全丛书"的传染病防治分册。本书目的在于向中小学生介绍基本的传染病知识,以树立科学的传染病防治观念,养成健康的生活方式,从而抵挡传染病毒的攻击。

本书的第一篇全面系统地介绍了传染病的"三环节",即传染源、传播途径和易感人群。第二篇归纳并介绍了经空气传播的传染病,如麻疹、水痘、结核病、流感等传染病的典型特征及预防措施。第三篇介绍了经水传播的传染病,着重强调日常用水卫生,并学会在生活细节中保护自身健康。第四篇介绍了经食物传播的传染病,提醒同学们"病从口入"的危害,以增强同学们食品卫生安全的意识。第五篇讲解经接触传播的传染病,如常见性病、艾滋病、慢性病毒性肝炎的流行情况、发病信号以及如何预防,培养同学们自我防护的意识,并建立健康积极的心态。第六篇和第七篇分别介绍了经动物传播的传染病和经虫媒传播的传染病,从卫生层面给青少年朋友们讲解如何保持卫生习惯以及在受动物、虫媒的病毒侵害后的处理方法。本书末附以预防传染病的疫苗接种的实用信息,供青少年朋友查阅。

作为一本面向中小学生的科普读物,这本书具有较强的知识性、趣味性与实用性。我们参考医学相关的权威书籍,以漫画、故事、插图等多种形式,生动活泼地展示了传染病的基本概念、传播三环节、临床症状及预防措施。在撰写过程中,我们注重联系实际情况,解答中小学生在生活中可能遇到的问题。在每节后面,我们列出几个问题供读者思考,同时开拓了"扩展阅读"板块,以丰富读者的知识面。

参与本书编写的有重庆医科大学的老师和学生,他们是公共卫生与管理学院的曾缓讲师,赵勇副教授,田尧讲师,研究生逯嘉、杜旌畅、黄轲以及本科生曹冰、王华平、韩明明、瞿元媛,儿科学院的七年制学生李乐瑜、唐茂芝、唐雪,临床学院的本科生郭航、孙丽萍。除此以外,澳大利亚新南威尔士大学 Kirby 研究院的张磊博士,云南省第三人民医院消化内科的刘汉屈医师以及中山大学第一附属医院呼吸内科的王琴琴医师亦对本书的编撰做出了贡献。

由于各方面的原因,本书仍有很多不足之处,希望广大读者给予宝贵意见和建议,以进一步完善本书,促进医学科普事业的发展。

# 目录
CONTENTS

2

# 第一篇
# 传染病ABC

2003 年,突如其来的 SARS 让我们感受到了传染病的巨大威力:学校停课了,口罩脱销了,我们担忧,我们惧怕!

当 SARS 的阴影还未完全退去时,2006 年的禽流感又迅速在东南亚多国蔓延,导致大量的家禽死亡,并波及人类,造成许多的感染和病亡;2009 年,变异之后的禽流感再度发起攻势,让人们再次绷紧了神经。

为什么这些传染病总是挥之不去、层出不穷? 会有哪些因素在帮助传染病的形成和扩散呢? 传染病当真坚不可摧吗? 亲爱的读者朋友,或许你还有很多疑问,别担心,让我们一起来慢慢揭开传染病的神秘面纱吧!

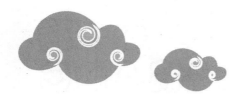
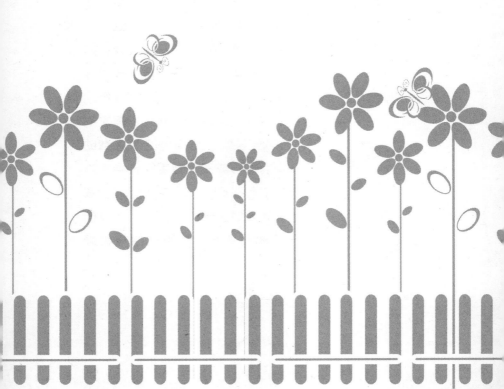

# 揭开你的面纱
## ——传染病

今天的校园里人声鼎沸。原来,学校组织了一次传染病知识论坛的活动,邀请了几位疾病控制中心的叔叔阿姨来与大家进行互动。小美坐在会场中,拿着老师发的宣传页看了起来:"亲爱的同学们,肝炎、水痘、麻疹、结核、艾滋病……这些疾病你们可能都听说过吧,它们都被称做传染病。但是,什么是传染病呢?"小美心里顿时出现了几个问题:"传染病是怎么传播的呀?我怎么才能知道被传染了呢?怎么预防呢?"

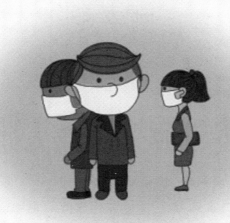

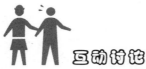

## 互动讨论

同学们,小美想的问题,你们都知道答案吗?传染病的病原体是什么?它是怎么传播的?感染这个病后主要会有哪些表现?谁最容易被病原体攻击?如何来预防这些传染病呢?哇,有好多的疑问啊!请大家先不要担心,接下来,我们一起来了解它吧!

## 知识加油站

传染病是由各种病原体,如细菌、病毒、螺旋体、寄生性原生动物等引起的,能在人与人、动物与动物或人与动物之间相互传播的疾病。由病原体造成、有传播性是传染病的两大特点。

传播途径

传染源　　易感人群

医学上有门叫做"传染病学"的学科就是专门研究传染病的。实际上,上面几个问题所涉及的知识,在传染病学上被归纳为传染病的"三环节",也就是传染源、传播途径和易感人群。三个环节必须同时存在,才能构成传染病的流行,缺少其中的任何一个环节,传染病都不会发生,也不可能形成流行。

只有对传染病的传染源、传播途径和易感人群有所了解,才能帮助我们更好地预防传染病。下面我们将对这几个方面的问题进行详细的介绍。

### 1. 传染源有哪几类呢?

传染源指的是体内带有病原体,并不断向体外排出病原体的人或动物。一般包括病人、病原携带者和受染动物。

（1）病人

没有症状≠没被感染

在大多数传染中,病人是重要的传染源。然而处在不同疾病阶段的病人,传染性的强弱有所不同,尤其在发病期其传染性最强。

（2）病原携带者

包括病后病原携带和无症状病原携带两种情况。病后病原携带的人,被称为恢复期病原携带者:其中,只在感染后3个月内排出病原体的为暂时病原携带,超过3个月的为慢性病原携带。无症状病原携带者则是体内含有病原体,但是本身没有任何症状的人。病原携带不易发现,因此具有重要的流行病学意义。

（3）受染动物

传播疾病的动物称为动物传染源。以动物作为传染源传播的疾病,称为动物性传染病,如狂犬病、布鲁氏菌病等。

如果这些动物是野生动物,经它们传染的疾病也可以称为自然疫源性传染病,如鼠疫、钩端螺旋体病、流行性出血热等。

## 2.传播途径都有些什么呢?

病原体从传染源排出体外,经过一定的传播方式,到达与侵入新的易感者的过程,称为传播途径。

### (1)消化道传播

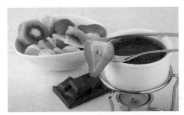

易感者通过食用或饮用被污染的水和食物而受到感染的传播方式。细菌性痢疾、伤寒、霍乱、甲型病毒性肝炎等传染病都是通过此方式传播的。

### (2)呼吸道传播

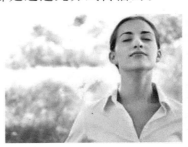

病原体由传染源通过咳嗽、打喷嚏等形式呼入空气中,使易感者吸入而受到感染的方式。流行性感冒、结核病、腮腺炎、麻疹等传染病都是通过此方式传播的。

### (3)虫媒传播

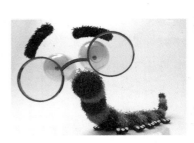

病原体在昆虫体内繁殖,完成其存活周期,通过不同的侵入方式使病原体进入易感者体内。蚊子、跳蚤、蜱虫、恙虫、苍蝇等昆虫为重要的传播媒介。如蚊子叮咬可传播疟疾、乙型脑炎,蜱虫叮咬可传播回归热等。

### （4）接触传播

有直接接触与间接接触两种
传播方式。如狂犬病为被狗咬伤
而受到感染,血吸虫病为接触疫水
而感染,均为直接接触传播。多种
肠道传染病通过污染的手受染,称
为间接传播。

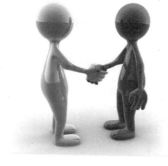

### （5）垂直传染

专指胎儿经母体而感染疾病
的方式。垂直传播可以分为三
种方式:经胎盘传播、分娩时直
接感染、母乳喂养感染。HIV、
乙肝等传染病主要以经胎盘的
血供或是透过胎盘组织而传
播,梅毒可通过分娩时因胎儿的黏膜部位或眼睛接触到母体
阴道的黏膜组织而传播,经母乳喂养而传播的疾病较少见。

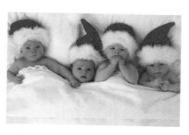

### （6）血液传染

是一种主要经过血液、伤
口,将疾病传递至另一个体的
传染方式,常见于使用注射器
材、输血技术的疏失。因此,国
家明确要求各类医疗机构、卫
生保健站必须使用一次性注射针具、一次性静脉注射针。除
此以外,在捐血、输血时,也需对捐赠者和接受者进一步检查

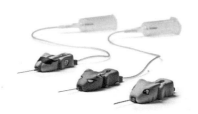

其相关生理状况，以降低此类感染的风险。但由于毒品的使用，共享针头的情况可造成难以预防的感染，尤其对于艾滋病的防范更加困难。因此，青少年朋友们要珍爱身体，远离毒品。

### 3.哪些是易感人群呢？

指机体抵抗力低下或是具有某种内在因素，而容易发生感染的高危人群。除此以外，长期受到某种不利环境的威胁或困扰的人群，也是易感人群。不同的疾病，有着

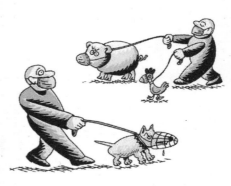

不同的易感人群。值得我们注意的是，易感人群的界定是相对的，医学上没有统一的标准去衡量它。并且在同一疾病的高危感染人群中，也会出现个体差异。但总的来说，易感人群受到疾病感染的几率相对较高。

看完了上面的介绍，大家会不会很担心自己和家人的健康受到威胁呢？其实大家先不必紧张，让我们再来深入了解一下影响传播环节的因素吧！

### 1.在传染源方面

（1）病原体的潜伏期

潜伏期是指从病原体侵入人体起，到开始出现临床症状为止的时间。各种疾病感染后的潜伏期长短不一，短的只有几个小时，比如食物中毒；而长的可达十余年，比如艾滋病。

疾病潜伏期的长短决定了疾病传播的能力：潜伏期短的疾病会很快发病，因而病人的病情发展可在较短时间内被控制；而潜伏期长的疾病则有可能因为不易被觉察，而使病人长时间成为传染源，即病原携带者。总的说来，潜伏期越长的疾病越不容易控制，所以我们应对这类疾病提高警惕！

（2）病原体的致病性

在传染过程中，病原体起了非常重要的作用。它的致病作用主要表现在以下几方面：

病原体的毒力：病原体的毒力是指病原体在机体内生长、繁殖、蔓延扩散的能力。我们可以形象地比喻其为病原体进攻我们的"矛"。

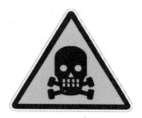

病原体的数量：病原体入侵的数量是重要的致病条件。侵入的数量越多，可能发病的几率就越大，病情也就越严重。

病原体的定位与扩散形式：病原体在人体内的寄居地有一定的特异性，不同病原体有不同的定位。如果病原体定位于身体抵抗力弱的地方，那么我们就可能会很容易患病；相反，如果病原体位于身体中抵抗力很强的地方，它们就会遭到机体"防御卫士"的"迎头痛击"。如果病原体在我们身体里"流窜作案"，机体消灭它就很困难；如果病原体是"固定作案"，那么我们的身体就能够集中力量将其消灭。

病原体的变异性：病原体在长期的进化过程中，会受到各种环境因素的影响。当环境的改变影响到病原体的遗传信息时，就会使其后代的形态结构，甚至生理特性、致病毒力均发生改变。这种改变是不定向的，有可能帮助我们培养出许多疫苗，比如早期的天花疫苗；也有可能给我们造成更大的困扰。如变异的病原体使得我们的身体不能再次识别它们，增加了药物研制的难度，比如流感；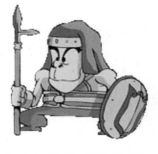

或者病原体产生耐药性，使原来能够杀灭它们的药物失效。所以，变异性是病原体抵抗我们消灭它们的"盾"。

## 2.在传播途径方面

各种疾病的传播途径不同，就决定了病原体对身体造成伤害的程度不同，也导致了同种疾病在不同状态下对人群的影响不同。我们需要花大力气去防治那些容易对人群产生重大影响的疾病。因此，传播途径需要我们去认真研究。这样，我们可以找到什么样的疾病对我们的威胁比较大，并集中精力去防范它们。影响传播途径的因素总的说来有以下两个方面：

### （1）自然因素

包括地理因素与气候因素。大部分虫媒传染病和某些自然疫源性传染病，有较严格的发生地区和季节性。如寒冷季节易发生呼吸道传染病，而夏秋季节易发生消化道传染病。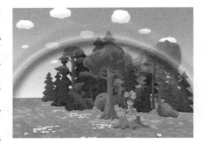

（2）社会因素

主要取决于人们的生活水平、社会卫生保健事业的发展和预防普及的程度。生活水平低、工作与卫生条件差时，可致机体抗病能力低下，这无疑增加了受感染的机会，也是构成传染病流行的条件之一。自新中国成立以来，通过开展各种爱国卫生运动，消灭了部分烈性传染病和寄生虫病的流行，并使呼吸道传染病的发病率大大降低。

### 3．在易感人群方面

首先，人们的工作性质决定了他们接触特定病原体和受感染的可能性的大小。有些职业注定会与某种或者某几种传染病来个"亲密接触"。如在血吸虫病流行地区，从事下水作业的农民、渔民等感染血吸虫病的可能性较大。

其次，年龄也是影响疾病发生的因素。某些疾病对于特定年龄的人有着较强的感染力。比如，儿童感染麻疹的几率远远高于成人。

再者，我们身体也有一套精妙的免疫系统——这是我们抵抗病原体入侵的最大利器。人体的免疫力决定了我们是否容易生病。鉴于它如此重要，我们有必要对我们自己的"防御卫士"作一个了解。

11

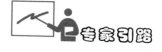专家引路

### 机体的免疫机制

前面我们提到了，病原体的毒力可以看做是侵袭我们身体的"矛"，病原体的变异性可看做是抵抗我们消灭它的

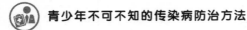 

"盾"。但是在通常情况下,我们的身体不会每时每刻都出现损害,这是为什么呢?原因就在于,在我们的身体内,有一群称做"免疫反应"的"防御卫士"!

免疫反应是机体的一种保护性反应,它通过识别和排除病原体和抗原性异物,达到维护机体的生理平衡和各项生理功能的稳定。在感染过程中,人体的免疫反应分为非特异性和特异性免疫两种。

### 1.非特异性免疫

这是先天就有的,并且不会针对某一特定的病原体作出免疫应答。非特异性免疫有种族差异性和稳定性,可遗传给后代。它主要表现出三个方面的功能:

（1）免疫屏障

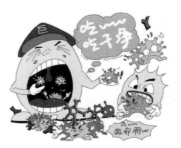

它包括了皮肤粘膜屏障、血脑屏障和胎盘屏障。健康皮肤粘膜除了可以阻挡病原体的入侵外,还可通过分泌的汗水、乳酸、溶菌酶等对病原体发挥杀灭作用。血脑屏障可阻止已侵入体内的病原物进入大脑,防止造成高级中枢的伤害。胎盘屏障可阻挡母体内病原体侵入胎儿。但妊娠三个月以内,胎盘屏障尚未健全,母体感染病毒后,易通过尚未健全的胎盘屏障而引起胎儿的感染。因此,怀孕初期应格外注意疾病防护。

（2）吞噬作用

身体内的防御细胞将它们感知到的、可疑的"敌人"吞入腹中,用杀菌、溶解等特殊功能,将病原体消灭掉。这些具有吞噬作用的细胞,我们统称为巨噬细胞。

（3）体液作用

血液、各种分泌液与组织液含有补体、溶菌酶、备解素、干扰素等杀伤物质。这些具有杀伤作用的"防御卫士"能够识别进入体内的异物,从而发动防御功能,杀它们一个措手不及。

### 2.特异性免疫

又称做获得性免疫,具有特异性,可以抵抗同一种微生物的重复感染,不能遗传。特异性免疫分为细胞免疫与体液免疫两类,分别由 T 细胞和 B 细胞参与。

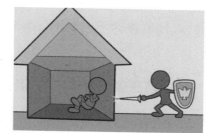

机体的免疫机制,就像一座坚固的城池,保护着我们的身体不受病原体的伤害。

### 感染后的表现

从受精卵形成的那一刻开始,我们时时刻刻都受到感染的威胁,也会经历无数次的感染。但是在生命不断成长和发展的过程中,让我们"刻骨铭心"的感染并不多见。这是为什么呢? 原来,在机体与病原体相互作用的过程中,可能会出现四种不同程度的表现:

### 1. 我们完全战胜病原体——病原体被消灭或排出体外

病原体侵入人体后,可在入侵部位即被消灭,如皮肤粘膜的屏障作用、胃酸的杀菌作用、组织细胞的吞噬及体液的溶菌作用。即使进入体内，也会在机体的免疫作用之下，从呼吸道、肠道或泌尿道排出体外。

## 2. 部分病原体"幸存"下来——病原携带状态

病原体侵入机体后，和身体内的"防御卫士"进行一番争斗，双方打成平手。在这一"交战"过程中，身体可能会出现短暂的不适应，如出现发烧、腹泻等情况。因"交战"双方各有损失，接下来会"消战"一段时间。由于病原体并未完全消灭，它们隐匿在身体中，并不断地"招兵买马"，释放新产生的、毒性更强的"侵袭者"，因此处在这一阶段的感染者会成为最具传染性的重要传染源！

## 3. 病原体成为体内的"潜伏者"——隐性感染

病原体和"防御卫士"打成平手，经此战役病原体虽未被"赶尽杀绝"，却受到重创，致使其短期内无法恢复侵袭能力。因此，在这段时间里，机体的"防御卫士"和病原体会相安无事，我们也不会觉察到任何不适感。当身体的抵抗力下降，"防御卫士"的战斗能力减弱的时候，处于病原携带状态和隐性感染状态的病原体，经过休养并恢复侵袭力后，会再次向身体发动进攻，致使新一轮的争斗产生。

## 4. 病原体"旗开得胜"——显性感染

如果病原体处于交战的上风，就会攻破机体的防御机制，致使身体发生重度不适感，并每况愈下，直至发展成为典型的疾病状态。

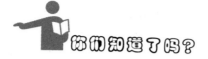

（1）传染病是由病原体造成的、具有传播性的疾病。

（2）传染病必备的三个环节：传染源、传播途径和易感人群。

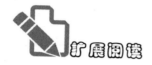

## 我国法定传染病的种类

国家的《传染病防治法》将全国发病率较高、流行面积较大、危害严重的急性和慢性传染病,列为法定管理的传染病,并根据其传播方式、速度及其危害程度,分为甲、乙、丙三类,详细如下：

甲类传染病（2 种）：鼠疫、霍乱。

乙类传染病（26 种）：甲型 H1N1 流感、传染性非典型性肺炎、艾滋病、病毒性肝炎、脊髓灰质炎、人感染高致病性禽流感、麻疹、流行性出血热、狂犬病、流行性乙型脑炎、登革热、炭疽、细菌性和阿米巴性痢疾、肺结核、伤寒和副伤寒、流行性脑脊髓膜炎、百日咳、白喉、新生儿破伤风、猩红热、布鲁氏菌病、淋病、梅病、钩端螺旋体病、血吸虫病、疟疾。

丙类传染病（11 种）：流行性感冒、流行性腮腺炎、风疹、急性出血性结膜炎、麻风病、流行性和地方性斑疹伤寒、黑热病、包虫病、丝虫病、感染性腹泻病（除霍乱、细菌性和阿米巴

 15

性痢疾、伤寒和副伤寒以外）、手足口病。

这些传染病，防疫部门必须及时掌握其发病情况，及时采取对策，因此，需要发现后在规定时间内及时向当地防疫部门报告。

# 第二篇
# 经空气传播的传染病

人类、动物以及其他的微生物，都必须依靠着空气才可维持生命。假如没有空气，我们的地球会变得荒芜、寂静，没有一丝生机。所以说，空气对于生命是必不可少的。然而，一些病毒或是细菌却能够与空气一起进入人体，威胁着我们的健康。麻疹、水痘、肺结核、腮腺炎、感冒、"非典"这些耳熟能详的疾病，都是通过这一相同的途径侵袭我们身体的。面对空气中的致病物，我们只能坐以待毙吗？能够抵挡它们的武器又是什么呢？本篇，我们将为你提供满意的答案！

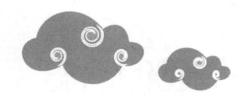

# 一、班里出了大新闻
## ——麻疹

 案例

小鹏和小美是同班同学。瞧，这会儿他俩正兴致勃勃地讨论着什么。原来啊，班里出了大新闻！

是什么大新闻呀？让我们来探探究竟吧！

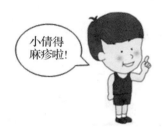

小倩得麻疹啦！

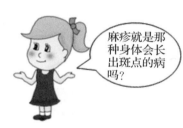

麻疹就是那种身体会长出斑点的病吗？

 互动讨论

同学们，你们说小美说得对吗？

 知识加油站

**1.你知道麻疹是什么吗？**

麻疹是由麻疹病毒引起的急性呼吸道传染病。该病的特征：发病初期出现发热、咳嗽、流涕、眼结膜充血、畏光等症

状,2～3天后,口腔黏膜变得粗糙且出现细小白点(麻疹黏膜斑),皮肤出现红色斑丘疹,并有疹退后遗留色素沉着伴糠麸样脱屑。

麻疹病毒是麻疹的病原体。在外界环境中抵抗力不算强,对干燥、日光、高温和一般消毒剂都没有抵抗力。在阳光下或空气流通环境中半小时就失去活力;在室温下仅存活 2 小时;如果是在 56℃的环境中,30 分钟即可被破坏。但是麻疹

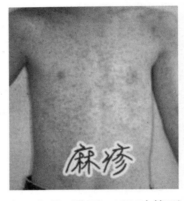

病毒能耐寒,在 4℃的环境中可存活 5 个月,零下 15℃时甚至能存活 5 年。因此,麻疹总是出现在天气严寒的冬季和早春季节。

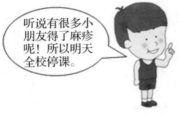

听说有很多小朋友得了麻疹呢!所以明天全校停课。

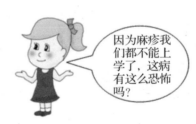

因为麻疹我们都不能上学了,这病有这么恐怖吗?

## 2.麻疹的流行趋势

其实停课是为了保护大家。

麻疹是儿童最常见的急性呼吸道传染病之一,其传染性很强。在人口密集而未普遍接种疫苗的地区易流行,约 2～3 年一次大流行。不过,我国自 1965 年开始普遍接种麻疹减毒活疫苗后,已控制了大流行,以散发为主。

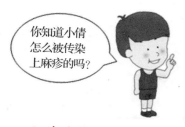

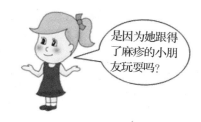

### 3.麻疹传播的三环节

传染源:病人是唯一的传染源,自发病前 2 天(潜伏期末)至出疹后 5 天内,眼结膜分泌物和鼻、口咽、气管的分泌物中都含有病毒,具有传染性。恢复期不带病毒。

传播途径:主要通过飞沫直接传播,可能通过衣物、玩具等间接传播,但十分少见。

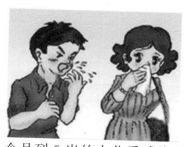

易感人群:6 个月到 5 岁的小儿受感染的几率最高,但麻疹减毒活疫苗接种后,感染后的发病率已大大下降了。但因免疫力不持久,往往是在疫苗接种以后数年,因为体内抗体的减少而发病,故发病年龄后移。目前发病者在未接种疫苗的学龄前儿童、免疫失败的十几岁儿童和青年人中多见。

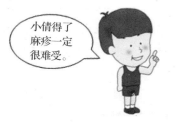

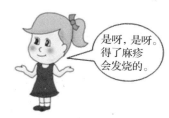

21

## 4.得了麻疹还会有哪些表现?

阶段一：潜伏期

一般为 6～18 天,可出现低热及全身不舒服的情况。

阶段二：前驱期

一般持续 3～4 天,主要有发热、咳嗽、流涕、流泪、结膜充血等。病后的第 2～3 天,于第二磨牙相对应的颊黏膜处,可见直径约 1.0mm 的灰白色小点,外周有红晕,即麻疹黏膜斑,为麻疹前驱期的特异性体征。初起时仅有数个,1～2 天内迅速增多,可波及整个颊黏膜,甚至唇部黏膜,在出疹后1～2 天迅速消失。部分病人也可有头痛以及呕吐、腹泻等消化道症状。

阶段三：出疹期

多于发热后的 3～4 天出疹,此时发热、呼吸道症状达高峰。皮疹先出现于耳后、发际,然后出现在前额、面、颈处,自上而下至胸、腹、背及四肢,最后出现在手掌和足底,2～3 天波及全身。皮疹初为淡红色斑丘疹,压之退色,疹间皮肤正常;继之转为暗红色,可融合成片,部分病例可出现出血性皮疹。此期全身浅表淋巴结轻度肿大。

阶段四：恢复期

出疹 3～4 天后,按出诊先后顺序依次消退。此期体温下降,全身症状明显减轻。疹退后,皮肤有糠麸状脱屑及浅褐色色素沉着,7～10 天痊愈。[1]

---

① 彭文伟.传染病学(第 6 版).北京:人民卫生出版社,2005.

### 5.麻疹的并发症有哪些?

喉、气管、支气管炎:麻疹病毒本身可导致整个呼吸道炎症,特别是年龄小于 3 岁的患者。由于喉腔狭小、黏膜层血管丰富、结缔组织松弛,如果继发细菌或病毒感染,可造成呼吸道阻塞。

肺炎:由麻疹病毒引起的间质性肺炎,常在出疹及体温下降后消退;支气管肺炎更常见,为细菌继发感染所致,易并发脓胸或脓气胸。

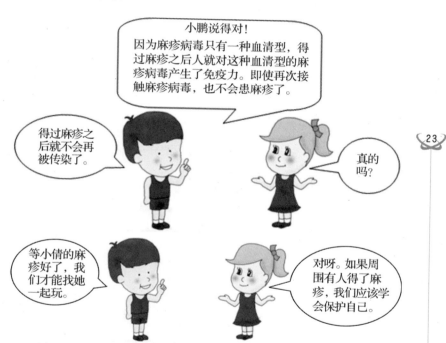

神经系统疾病:(1)麻疹脑炎,发病率约为 1‰～2‰,多表现为在出疹后 2～5 天再次发热,出现意识改变、惊厥、突然昏迷等症状;(2)亚急性硬化性全脑炎,它是一种急性感染的迟发性并发症,表现为大脑机能的渐进性衰退,发病率约为

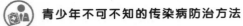 

百万分之一;(3)其他症状,偏瘫、大脑血栓性静脉炎和球后视神经炎均少见。

营养不良与维生素 A 缺乏症:麻疹过程中由于高热、食欲缺乏,可使患儿营养状况变差、身体消瘦;常见维生素 A 缺乏,表现为角膜呈混浊、软化,且发展极迅速,最后可导致失明的严重后果。

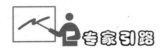 专家引路

### 1. 如何预防麻疹?

管理传染源:对病人应严密隔离,隔离期限要足够,而且要避免与之密切接触;对接触者隔离检疫 3 周;流行期间托儿所、幼儿园等儿童机构应暂停接送和接收易感儿入所。

切断传播途径:病室注意通风换气,充分利用日光或紫外线照射;医护人员离开病室后应洗手,更换外衣或在空气流通处停留 20 分钟,方可接触易感者。

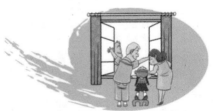

增强人群免疫力:(1)自动免疫,麻疹活疫苗的应用是预防麻疹最有效的办法,免疫力可持续 4～6 年,反应强烈的可持续 10 年以上,以后尚需复种;(2)被动免疫,密切接触过麻疹病人的体弱、患病、年幼的易感儿应采用被动免疫,接触后 5 天内注射者可防止发病,6～9 天内注射者可减轻症状,免疫有效期为 3 周。

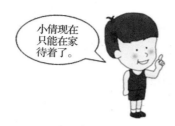

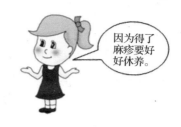

## 2.得了麻疹该怎么办?

一般治疗:卧床休息,房内保持适当的温度和湿度,有畏光症状时房内光线要柔和;给予容易消化、富有营养的食物,补充足量水分;保持皮肤、黏膜清洁。

对症治疗:高热,可酌情用小剂量退热药,应避免急骤退热致虚脱;咳嗽,选用止咳剂;烦躁,选用镇静剂;体弱病患儿可早期应用丙种球蛋白;麻疹患儿对维生素 A 需要量大,可适当补充。

特别注意:(1)居室应常通风,但要避免病人被风直接吹到,避免阳光直晒,地面可泼洒一些水;(2)由于病人高热,消耗较大,应少食多餐;进食一些流质、半流质食物,多喝开水;(3)口腔应保持湿润清洁,可用盐水漱口,每天重复几次;(4)如果出现高热不退、呼吸急促、咳嗽加剧、鼻翼翕动、口周紫红、四肢冰凉、脉搏细弱、心率加快、皮疹隐退或出疹不全、声音嘶哑、哮吼样咳嗽、嗜睡或惊厥等症状时,说明患者有其他并发症,应立即送医院治疗。

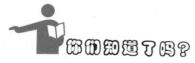 你们知道了吗?

1.麻疹是什么?

2.麻疹的传染源是什么?

3.如果你的同学得了麻疹,你该如何保护自己?

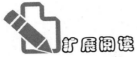
### 消灭麻疹！国家在行动！
#### ——全国麻疹疫苗强化免疫活动

根据卫生部、国家发改委、教育部、财政部和国家食品药品监管局《2010～2012年全国消除麻疹行动方案》，确定2010年9月11日至9月20日在全国范围内，统一开展一次以8月龄至4周岁儿童为主要接种对象的强化免疫活动。本次强化免疫主要是我国政府为了保障人民健康，根据我国近年麻疹发病情况，结合国内外经验，经国内外专家科学论证后决定在全国范围开展的。

首先，麻疹在我国属乙类传染病，是法定报告传染病。综合近十年情况，在我国3～5年为麻疹的一个发病高峰。另外，近年的监测结果显示以小年龄发病为主，15岁以下发病儿童占发病总数的70%以上；东部地区受流动人口影响，麻疹发病近年抬头严重。

其次，据我国近年开展的全国12月龄儿童麻疹疫苗接种率及人群抗体水平调查结果显示，儿童麻疹疫苗接种率和抗体水平都达不到阻断麻疹病毒传播至少95%的人群免疫水平。

最后，开展强化免疫活动是消除麻疹的主要策略，这已被国内外实践经验所证实。从全球来看，世界卫生组织已将消除麻疹列入优先目标，我国所在的西太平洋区，也于2005年确定了到2012年实现消除麻疹的目标，即将麻疹发病率降到百万分之一以下并消除本土麻疹病毒传播。

综上所述，该活动势在必行。

# 二、特别的一课
## ——水痘

　　亲爱的青少年朋友们，提到医生，你们脑海里浮现出的是不是穿着白色大褂、戴着大口罩的冰冷形象啊？其实医生们是非常热心的。他们全心全意地守护着我们的健康，让我们远离疾病和痛苦。今天，王医生来到这里，将给小朋友们带来一堂特殊的课程。让我们一起来认识一下他们吧！

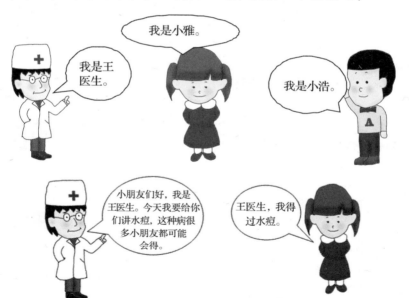

 **互动讨论**

同学们,你们知道水痘是什么吗?

 **知识加油站**

### 1.水痘是什么?

水痘是由水痘－带状疱疹病毒初次感染引起的急性传染病,传染率很高;主要发生在婴幼儿时期,以发热和成批出现的周身性红色斑丘疹、疱疹、痂疹为主要特征。

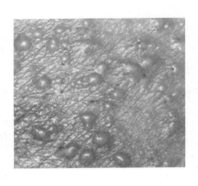

### 2.水痘是如何传播的呢?

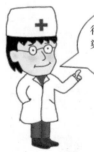

如果你们当中有人得了水痘,很有可能会传染给其他没得水痘的人。有没有哪位小朋友知道水痘是怎么传播的?

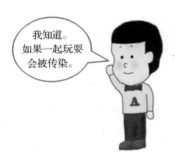

我知道。如果一起玩耍会被传染。

水痘传染性很强,全年均可发生,但以冬、春季多见。在幼儿园、小学等儿童集体机构中易流行。

传染源:水痘患者为唯一传染源,自水痘出疹前一两天至皮疹干燥结痂时,均有传染性。

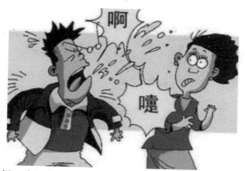

传播途径:主要通过飞沫和直接接触传播,在近距离、短时间内也可通过健康人、物品间接传播。

易感人群:普遍易感,但学龄前儿童发病最多。6个月以内的婴儿由于获得母体抗体,发病较少,妊娠期间患水痘可感染胎儿。病后获得持久免疫,但可发生带状疱疹。[1][2]

29

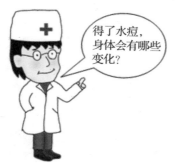

得了水痘,身体会有哪些变化?

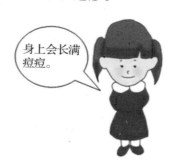

身上会长满痘痘。

### 3. 水痘有哪些症状?

该病病程约 2～3 周,潜伏期为 12～21 日,平均 14 日。起病急,发病后出现轻、中度发热和皮疹。皮疹在发病 24 小

---

① 殷大鹏.2006 年中国水痘流行病学分析.预防医学论坛.2007,13(6):488～489.

② 俞蕙,朱启镕.水痘——带状疱疹病毒感染的研究现状.中国计划免疫.2001,7(2):119～122.

时内出现,迅即变为米粒至豌豆大的圆形紧张水疱,周围出现明显红晕,有的水疱中央呈脐窝状。在为期1～6日的出疹期内,皮疹相继分批出现,因而丘疹、水疱和结痂往往同时存在。一般脱症后不留皮痕,如果因为痛痒而抓挠水痘,导致继发感染,可留下轻度凹痕。

### 4.除了以上症状,水痘还可能引起哪些疾病?

如果水痘引起的水疱化脓,会在皮肤上形成脓疱,感染严重的话,可能会引起败血症。对于儿童,在病症后期2～3周,有时会出现继发性肺炎,可能会持续6～12周。此外,出疹后可能会出现脑炎以及神经系统症状,当然它们的发病率都低于千分之一。

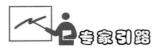

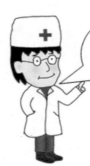
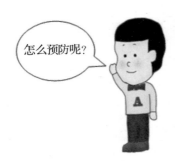

### 1.如何科学预防水痘?

隔离患者:隔离患者对于预防该病非常重要,患者需要被隔离,直到全部皮疹结痂为止;患者的衣物、用具可用煮沸或暴晒法消毒。

疫苗接种:水痘疫苗是一种减毒的活的病毒疫苗;接种水痘疫苗后可以起到很好的预防效果,而且水痘疫苗所产生的保护作用可以长期存在。

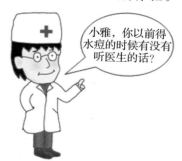

小雅，你以前得水痘的时候有没有听医生的话？

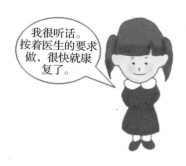

我很听话。按着医生的要求做，很快就康复了。

## 2. 医生告诉你患水痘了需要注意哪些事项？

患了水痘的病儿一经确诊，应立即在家隔离，直至全部结痂。水痘虽然症状较轻，一般都能顺利恢复，但它的传染性很强。预防水痘，关键是要避开与患者接触。

要充分休息，吃富有营养且易消化的食物，忌姜、辣椒、香菇等刺激性食物。要多喝开水和新鲜果汁，以补充水分和维生素。

要保持皮肤清洁，切忌用手抓破疱疹，尤其注意不要抓破面部的疱疹，以免疱疹被抓破感染，可能留下疤痕。为了防止这一情况发生，患者要把指甲剪短，保持手的清洁。患者可戴上一副毛边向外的清洁手套。避免用手揉眼，揉眼可能会导致病毒感染眼睛，形成角膜炎，以致眼角膜上留下疤痕，影响视力。

患者的被褥要勤晒，衣服要清洁宽大，防止因穿过紧的衣服和盖过厚的被子，造成过热引起疹子发痒。

居室要经常通风，保持空气新鲜。①

---

① Mona Marin，Dalya Giiris，Sandra S Chaves，etal. Prevention of Varicella Recommendations of the Advisory Committee on Immunization Practices（ACIP）. MMWR. 2007，66（04）：1～40.

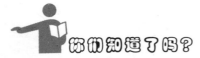 你们知道了吗?

1. 水痘是什么?

2. 你支持正在出水痘的同学到学校上课吗?

3. 抓挠水痘的做法对吗?

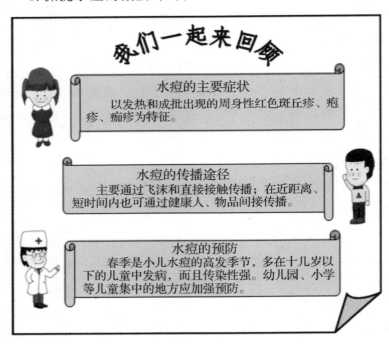

让我们一起来回顾

**水痘的主要症状**
以发热和成批出现的周身性红色斑丘疹、疱疹、痂疹为特征。

**水痘的传播途径**
主要通过飞沫和直接接触传播;在近距离、短时间内也可通过健康人、物品间接传播。

**水痘的预防**
春季是小儿水痘的高发季节,多在十几岁以下的儿童中发病,而且传染性强。幼儿园、小学等儿童集中的地方应加强预防。

# 三、从鲁迅先生的《药》开始,科学地认识它
## ——结核病

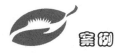

同学们,你们还记得中学课本中鲁迅先生笔下《药》里讲的故事吗?

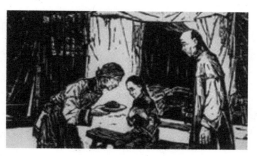

年迈的茶馆主人华老栓不惜用他辛苦多年攒下的血汗钱,向刽子手买下一个用革命家夏瑜的鲜血染红的馒头,只因听说"人血馒头"可以治好儿子华小栓身上的痨病。可惜,小栓最终还是撒手人寰。

痨病是我国古代对结核病的称呼。在用人血馒头治疗痨病的时代里,人们的思想是被蒙蔽的。那时在人们的意识里,患了痨病就如同一只脚已经踏进了鬼门关。因为当时结核病几乎是无药可治的,只要染上痨病,结局似乎就只有一个:医生、家人束手无策,而病人则苦于病痛的折磨,日益消瘦,整日咳嗽不止,最终因呼吸困难、反复咯血导致生命终结。

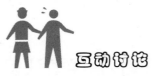

消除结核病的危害,是否需要大家一起参与呢?

### 1. 什么是结核病?

结核病是由结核杆菌引起的一种慢性传染病。一年四季都可以发病,青少年是结核病的高发人群。通常,在感染后4~8周左右才会发病。80%的结核病都发生在肺部,但其他部位,如颈淋巴、脑膜、腹膜、肠、皮肤、骨骼等处,也可继发感染。

### 2. 结核病是怎样传播的呢?

传染源:主要是排菌的肺结核患者;儿童时期初次感染结核,是成年后再次引发结核病症状的主要来源。

传染途径:(1)呼吸道传染,这是主要的传染途径,受感染的结核病患者通过咳嗽、吐痰等方式向空气中排出结核杆菌,通常,由于自身的免疫力作用,即使体内有结核杆菌的侵袭,机体也不会发病,但当我们自身抵抗力低下的时候,就容易通过呼吸道吸入结核菌而被感染;(2)消化道传染,多因食用未消毒又受结核杆菌污染的牛奶或其他食物而得病,多产生咽部或肠道原发病灶;(3)其他传染,宫内感染结核病传染途径为经胎盘或吸入羊水感染,多于出生后不久发生粟粒性结核病。

中国肺结核发病率在全球 22 个结核病高负担国家中名列第二位,仅次于印度(2007 年报道,非洲是全球结核病感染率最高的地区,而亚洲则是结核病患者最多的地区)。与此同时,发达国家结核病发病也同样出现回升。[①]

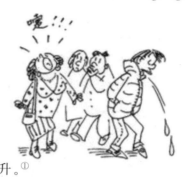

### 3.肺结核有哪些表现呢？我们怎么知道得了肺结核？

（1）呼吸道症状:咳嗽、咳痰、痰血或咯血、胸痛、胸闷或呼吸困难。

（2）全身症状:常有低热,盗汗,食欲缺乏,消瘦,乏力,女性月经不调等症状。

（3）重症:肺结核病灶播散,可有持续高热症状。

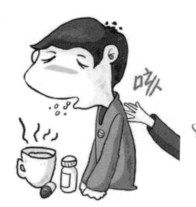

青少年朋友们,当你们发现自己和身边的人出现上述症状的时候,要提高警惕,当一回小医生,提醒他们及时去医院进一步检查。

### 4.得了肺结核怎么办？肺结核是不是不治之症？

别担心,只要和医生好好合作,肺结核病是完全可以治愈的。让我们一起来看看怎么制服结核病这个作恶多端的坏家伙！

---

① 卫生部疾病预防控制司中国疾病预防控制中心。

（1）肺结核治疗的免费政策

我国为肺结核病人提供免费化验痰、拍 X 光胸片服务和治疗肺结核的药品。

（2）治疗

目前推行的治疗是全程督导下的短程化疗，世界卫生组织（WHO）将其与控制传染源并列为控制结核病的两大战略。治疗的原则：要想彻底治疗肺结核必须遵循五个原则——早期、联合、适量、规律、全程[①]，才能确保查出必治、治必彻底。所以一定要积极地配合医生，这样才能更好更彻底地治疗结核病！

 青少年在接受治疗的时候，家长们更是担心治疗的副作用会影响孩子的健康成长。其实，这种过度的担心是不必要的。如果因为恐惧化疗的副作用而拒绝配合治疗，耽误了病情，造成不可挽回的后果才让人追悔莫及。因此，我们需要对结核病有一个科学的认识，并且要提高及时就医的意识。随着科学技术的不断进步，各种药物也在不断改进。如青霉素曾经是让人害怕的真菌，可谁会料到它可以治疗那么多种疾病呢？

相信科学、树立积极的心态是治疗疾病的关键。

治疗中的注意事项：

大部分病人服用治疗药物都没有什么问题，但当出现恶心、呕吐、胃部不适、胃口差、头晕耳鸣、视力模糊、发热、皮肤

---

① 中国结核病防治规划实施工作指南（2008 年版）.中华结核和呼吸杂志.2001（2）.

瘙痒、出疹的状况时,就要及早通知医护人员。

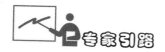

由于肺结核的广泛传播,很可能我们身边的人已经不幸得了肺结核病。身为新时代的青少年,我们能做什么呢?有哪些需要注意的呢?

**1.肺结核病患者注意事项**

(1)开放性肺结核病患者应尽早住院治疗;

(2)保持患者呼吸道通畅,注意饮食、体位、环境,保持口腔清洁;

(3)服药按时、定量,不间断;

(4)咳嗽、打喷嚏时,用手帕轻捂口鼻;

(5)痰液的消毒处理;

(6)衣物需日光暴晒;

(7)加强营养,摄入高蛋白、高热量、高维生素食物;

(8)注意休息、适当活动,病重时绝对卧床休息;

(9)隔离,与家人分床、分食;

(10)室内空气流通;

(11)定期复查。

**2.预防措施**

卡介苗接种。卡介苗接种已纳入计划免疫之中,但在结核病发病率高的地区,仍属结核病控制的重要环节。

药物预防。如果已经感染了结核杆菌,也不要过于担心,我们可以使用抗结核的药物,来延长发病时间以减轻发病症状。

控制传染源,切断结核菌传播途径。肺结核是呼吸道传染病,是通过吸入含有结核杆菌的空气飞沫及尘埃等传染的。随地吐痰的结果就是:在痰液干燥之后,痰中的结核杆菌会随灰尘等飞沫到处飞扬,进入免疫力低下的人体内就有可能发生结核病。因此,我们不能随地吐痰。这不只是为了保护环境清洁卫生,更是为了我们的身体健康!

增加机体抵抗力。压力过大,免疫功能会大大降低,身体对结核等病的易感性就会增加,很容易就发生结核病等传染病的感染。因此,同学们要注意调节心理情绪、减轻压力,并注意劳逸结合、松弛有度,适度地参加体育活动,加强营养,改善体质,以增强自身的抵抗力。

除此以外,同学们要注意:不要对着他人咳嗽和大声说话,因为这样可能会把结核杆菌带出并传染给他人。教室内要经常开窗通风换气,尤其是在冬天天气较冷及人多拥挤的情况下,更应该注意。通风换气可以促进室内空气流通,降低或减少室内空气结核杆菌等细菌的密度,这对预防肺结核等呼吸道传染病的传染是非常有用的。

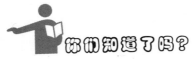 你们知道了吗?

1.人血馒头可以治好痨病吗?

2.结核病是不治之症吗?

3.结核病化疗原则的"十字方针"是什么呢?

## 疫苗的由来——卡介苗

20世纪初,法国有两位细菌学家——卡默德和介兰,他们共同试制成功了预防结核菌的人工疫苗,又称"卡介苗"。

那是在一个秋天的午后,卡默德和介兰在巴黎近郊的马波泰农场的一条小路上做着实验。他们试图把结核杆菌接种到两只公羊身上,但每次都失败了。走着走着,他们发现田里的玉米秆很矮,穗儿又小,便关心地问旁边的农场主:"这些玉米是不是缺乏肥料啊?"农场主说:"不是的,先生。玉米引种到这里已经十几代了,可能有些退化了吧。"

"什么?请您再说一遍!"卡默德焦急地追问道。农场主笑着说:"是退化了,一代不如一代啦!"卡、介二人仿佛突然想到了什么,对视一眼,立刻转身匆匆离去,只留下农场主茫然地站在原地。

卡默德和介兰从玉米历经数代的退化中立即联想到了:如果把毒性强烈的结核杆菌一代一代地培养下去,它的毒性是否也会退化呢?将已退化了毒性的结核杆菌再注射到人体中,不就可以既不伤害人体,又能使人体产生免疫力了吗?两位科学家足足花了13年的时间,终于成功培育出了第230代被驯服了的结核杆菌,并将其作为人工疫苗!

# 四、东东的脸为什么"胖"了?
## ——流行性腮腺炎

 案例

### 原来"虎"吃不了"猪"

周琪的孩子东东染上了腮腺炎。

在周琪的家乡,人们形象地把腮腺炎称为"猪头肥"。当小孩患"猪头肥"的时候,就在其肿大的脸上,一边写上一个"虎"字,意思是让老虎把猪吃掉。在周琪的印象中,许多患"猪头肥"的小孩,都是这样轻松地被治好的。

但东东发热、寒战、头痛的症状并没有因为"老虎"的威力而有所减退,相反还多了恶心、下腹痛、左侧睾丸肿胀及疼痛等症状,并引发了睾丸炎……

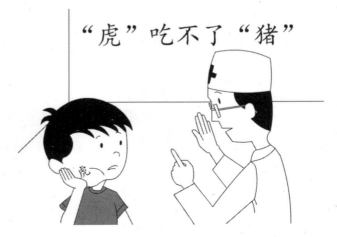

"虎"吃不了"猪"

40

## 互动讨论

腮腺炎怎么会引起睾丸炎呢？这会影响他以后的生育功能吗？仔细阅读本节的内容,里面的知识点可以帮助大家回答这个问题哦!

## 知识加油站

### 1.什么是流行性腮腺炎?

流行性腮腺炎,简称腮腺炎或流腮、痄腮,是儿童和青少年中常见的呼吸道传染病。多见于5～15岁的儿童和青少年中,亦可见于成人。

腮腺炎由腮腺炎病毒通过唾液飞沫传播。腮腺炎病毒主要侵犯腮腺,但也可侵犯各种腺组织、神经系统及肝、肾、心脏、关节等几乎所有的器官。因此,患儿除腮腺肿痛外,常可引起脑膜炎、睾丸炎、胰腺炎、卵巢炎等症。

腮腺炎好发于冬春季,在学校、托儿所、幼儿园等儿童集中的地方易流行,是严重危害儿童身体健康的重点疾病之一。

### 2.流行性腮腺炎是怎么传播的呢?

传染源:一类是病人,腮腺肿大前7天至腮腺肿胀后9天,均有高度传染性;一类是隐性感染者,指的是感染腮腺炎但没有明显症状的患者。

传播途径:腮腺炎病毒经呼吸道飞沫传播,传染性很强。

易感人群:人群普遍易感,以儿童和青少年为主,90%的患者处于 5～15 岁。1 岁以内的婴儿在母体内或通过母乳喂养，已获得先天性免疫（可维持 9～12 个月），因而很少被感染。成年人如果没有免疫力也可发病，但多数人体内

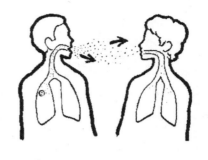

已有可抵抗病毒的抗体，因此患病后的症状一般不是很明显。

### 3.流行性腮腺炎有哪些临床表现呢?

潜伏期 7～25 天，平均为 18 天。腮腺位于两侧面颊近耳垂处，因此感染腮腺炎后，最先发现的是贴近耳垂的侧脸颊肿大。

发病期，起病大多较急，会出现发热、寒意、头痛、食欲缺乏、恶心、呕吐、全身疼痛等情况;数小时至 1～2 天后，腮腺明显肿大，体温处在 38℃～40℃。

腮腺多为单侧肿胀，一般以耳垂为中心，向前、后、下发展，使得侧脸颊看上去像一个梨子。当腺体肿大明显时出现胀痛，张口饮食时更严重。肿胀部位的皮肤紧绷、发亮，表面灼热，但多不红，轻轻触动就感觉到很痛。腮腺四周的组织也可呈水

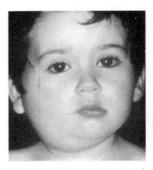

肿，因而，腮腺炎会在很大程度上改变面貌。

腮腺肿胀大多于 2～3 天到达高峰，持续 4～5 天逐渐消退而恢复正常。

腮腺炎实际上是一种全身性感染，病毒常攻击神经系统或其他系统而产生多种症状。

### 4.流行性腮腺炎可能会引起哪些疾病呢?

腮腺炎常常会出现一些并发症,我们需要引起注意。睾丸炎是男孩最常见的并发症,常见于腮腺肿胀后一周左右,突发高热、寒战、睾丸肿痛并有剧烈触痛,重者阴囊皮肤显著水肿,急性症状约持续 3～5 天,30%～40%受累睾丸发生萎缩,病变大多为单侧,少数累及双侧。在青春发育期后感染腮腺炎并发双侧睾丸炎的,有可能影响生育。

另外,还可能引起脑膜炎、心肌炎等。

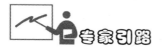

### 1.我们可以采取哪些科学有效的方法来预防呢?

管理传染源。要对病人进行隔离,直到病人的腮腺肿胀完全消退,一般需要 3 周。对接触者不需检疫,但在集体儿童机构应留验 3 周。对流行期可疑者应立即暂时隔离。

主动免疫:腮腺炎减毒活疫苗有一定免疫效果,该疫苗常与麻疹、风疹疫苗联合使用,其预防感染的效果儿童可达 97%,成人中可达 93%;产生免疫后,腮腺炎病毒的中和抗体至少可保持 9.5 年;处于潜伏期的患者接种疫苗后可减轻症状;孕妇应避免使用疫苗。

被动免疫:血清制备的丙种球蛋白有被动免疫作用,但仅能维持 2～3 周,而一般的丙种球蛋白对预防腮腺炎无效。

对传播途径的预防措施:因腮腺炎病毒对外界抗力低,故不需终日消毒,但对污染的饮食用具应煮沸消毒;流行季节合理应用口罩可切断其传播途径。

### 2.如果得了腮腺炎,我们怎么办呢?

如果得了腮腺炎,我们要注意多休息,多饮水。饮食上选择富有营养、易消化的半流质食物,避免酸、辣、甜及硬而干燥的食物,防止腮腺肿胀、疼痛加剧。注意口腔清洁,可用盐水漱口。如果出现较严重腮部疼痛、头痛、呕吐等,一定要及时就医,在医生的指导下进行治疗。

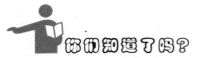

你们知道了吗?

1. 流行性腮腺炎最突出的表现是什么?
2. 流行性腮腺炎是如何传播的?

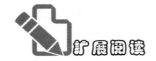

扩展阅读

#### 流行性腮腺炎疫苗

由于流行性腮腺炎病毒只有一个血清型,且人是唯一的宿主,这样便于大规模开展疫苗接种,从而在人群中建立免疫屏障,大幅度降低人群中腮腺炎的发病率。截至 2005 年底,世界卫生组织(WHO)的 193 个成员中,有 110 个(57%)将腮腺炎疫苗纳入免疫规划中,绝大部分使用"麻疹—腮腺炎—风疹"联合减毒活疫苗(Measles,Mumps,Rubella Combined Vaccine,Live;MMR,又称麻腮风疫苗)。我国于 1989 年在《中华人民共和国传染病防治法》中将流行性腮腺炎列为丙类传染病,在 2008 年将麻腮风(MMR)疫苗或麻腮(MM)疫苗列入儿童免疫规划程序中。在已经开展大规模预防接种的国家,腮腺炎的发病率有了明显下降,发病率降低了90%左右。

# 五、当心季节变换
## ——流行性感冒

2011 年 12 月 27 日,台中市出现第一起流感重症死亡病例。潭子中学一名洪姓女学生自 14 日出现感冒症状后,被带到健康中心休养,护理师观察后通知家长将其带回就医,当天晚上女学生就因病情加重而送到医院挂急诊,接着转诊到加护病房,医师判定是 B 型流感。女学生 27 日晚不幸病逝。校方已进行全校消毒作业,并对感冒发烧学生实施体温监控,要求学生戴口罩防护。

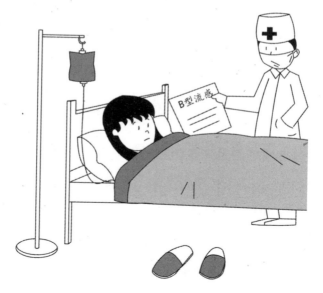

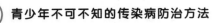

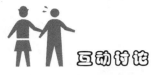

互动讨论

为何小小感冒症状会引起死亡？流感到底是一种什么样的疾病？请青少年朋友们学习本章节并进行深入了解。

知识加油站①

## 1. 什么是流感？

流行性感冒简称流感，是由流感病毒引起的一种常见的急性呼吸道传染病，以冬春季节多见。特征：高热、乏力、头痛、全身酸痛等，全身中毒症状较重，而呼吸道症状如咳嗽、流涕、打喷嚏、鼻塞等情况较轻。流感发生一段时间后可自行恢复健康，但在婴幼儿、老年人和有心肺疾病的患者中，容易并发肺炎等严重并发症，甚至导致死亡。

流感病毒分为甲（A）、乙（B）、丙（C）三型，其中甲型最容易发生变异，可感染人和多种动物，为人类流感的主要病原体。流感病毒不耐热，在100℃中1分钟或56℃中30分钟即被杀灭。它对紫外线敏感，耐低温和干燥，真空干燥或零下20℃以下仍可存活。

## 2. 流行性感冒是怎么传播的？

传染源。流感的传染源主要为患者和隐性感染者，从潜伏期到发病的急性期都有传染性，以病初2～3日传染性最强。同时，由于流感病毒的分型和变异，被感染的动物也是一种潜

① 杨绍基，任红等.传染病学.北京：人民卫生出版社，2008.

在的传染源。

传播途径。流感主要通过近距离空气飞沫传播,即流感患者在讲话、咳嗽或打喷嚏的过程中,将含有流感病毒的飞沫排放到空气中,被周围人群吸入而引起传播;也可通过口腔、鼻腔、眼睛等处黏膜直接或间接接触传播。接触患者的呼吸道分泌物、体液和污染病毒的物品也可能引起感染。

易感人群。人群普遍易感,但通常是青少年的感染率最高。染病后,人体对同型病体有一定的免疫力,但维持时间较短。孕妇,老人,患有慢性支气管炎、心脏病、肺心病等的人群若感染流感,易发展成为重症患者。

流行情况。(1)流行特点:突然发生,迅速蔓延,2~3周达高峰,发病率高,流行期短,常沿交通线传播;通常流行3~4周后会自然停止,发病率高但病死率低。(2)流行规律:通常为先城市后农村,先集体单位后分散居民,甲型流感常引起爆发流行,甚至是世界大流行。根据世界上已发生的4次大流行情况分析,一般10~15年发生一次大流行,约2~3年发生一次小流行。乙型流感呈爆发或小流行,丙型以散发为主。(3)流行季节:四季均可发生,我国北方地区流行高峰一般发生在冬春季,而南方地区全年流行,高峰多发生在夏季和冬季。

### 3. 流行性感冒都有哪些表现呢?

典型流感起病急,潜伏期一般为1~3日。高热伴畏寒,通常持续2~3日;全身中毒症状重,而呼吸道症状轻微。起病后,体温在数小时至24小时内迅速升高,可达39℃~40℃甚至更高。伴头痛、全身酸痛、乏力、食欲减退、咳嗽、流涕、鼻塞、咽痛等情况,可有恶心、呕吐、食欲减退等症状,少数可有腹痛、腹泻等消化道症状。此外,部分感染者还有颜面潮红、眼睛红肿等面部特征[①]。

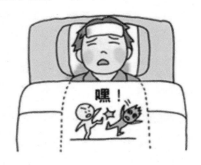

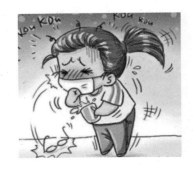

### 4.流行性感冒与普通感冒的区别

普通感冒对人体的影响通常只局限于呼吸系统,多出现鼻涕、鼻塞、喉咙痛、咳嗽等情况,但头痛、乏力等全身症状较轻。若处理得当,在无并发症的情况下,一般几日后就可痊愈。

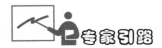 专家引路

### 1.我们可以采取哪些有效又科学的方法来预防呢?

控制传染源。早发现,早报告,早隔离,早治疗。隔离1周直至主要症状消失。

切断传播途径。青少年朋友们要注意在流感流行期间,避免集会或集体娱乐活动,也不要去人多拥挤而不通风的地方。

疫苗预防。人群对流感病毒普遍易感,感染后对同一种

---

① 陈文彬,潘祥林等.诊断学.北京:人民卫生出版社,2009.

抗原型可获不同程度的免疫力。各型之间以及亚型之间无交叉免疫，可反复发病。因此，接种疫苗是免疫力低下人群预防感染的最有效方法。疫苗分两种：灭活疫苗和减毒活疫苗。灭活疫苗效果较好，但必须与当前流行株的型别基本相同。接种对象为老人、儿童、严重慢性病患者、免疫力低下者及可能密切接触患者的人员。接种时间为每年 10～11 月中旬，每年接种 1 次，2 周可产生有效抗体。对鸡蛋过敏者、急性传染病患者、精神病患者禁用。减毒活疫苗采用喷鼻法接种。

一般来讲，医务人员并不主张青少年朋友通过接种疫苗来预防流感。一来流感病毒的变异速度很快，疫苗的研发往往滞后；二来青少年的免疫机制正在逐步成熟，只要平日里身体健康，一般不推荐接种流感疫苗。

药物预防。药物的使用需要遵循医生的指示，并且尽量不要优先考虑使用抗生素。对于抗生素类药物，青少年朋友们要慎用哦！此外，儿童尤其要避免使用阿司匹林等水杨酸类药物，以减少诱发 Reye 综合征。

Reye 综合征：流感病毒感染时的急性严重并发症，发病年龄一般为 2～16 岁；伴有显著的脑病症状，包括抽搐、进行性意识障碍，甚至昏迷；可引起智力下降、癫痫、运动功能受损等严重后遗症。

日常清洁护理。（1）洗鼻法：以清洁温水兑不含碘的优质食盐水，灌入专门的洗鼻用具（如洗鼻壶）中，分别对两边

的鼻孔进行冲洗,直到鼻腔无
异物为止。此法可重复数次,
以保持鼻腔无过多分泌物。
(2)洗手法:涂抹普通肥皂或
杀菌皂,搓洗双手各个部位;
然后以流动、不循环使用的水
将手清洗干净。

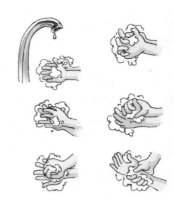

## 2. 可以用来提高免疫力、远离流感的食物

(1)胡萝卜——增强皮肤抵抗力

(2)茶——抗细菌、防流感

(3)牛肉——补锌、增强免疫力

(4)食用蘑菇——防治白细胞减少症、提高抗感染能力

(5)鱼和贝类——补硒防病毒

(6)大蒜——大蒜素可抗感染和杀灭细菌

(7)燕麦和大麦——粗纤维抗氧化

预防小措施:

1.室内经常开窗通风,保持空气清新。

2.少去人群密集的公共场所,避免感染流感病毒。

3.加强户外体育锻炼,提高身体抗病能力。

4.秋冬气候多变,注意加减衣服。

5.多饮开水,多吃清淡食物。

6.注射流感疫苗。

7.空气消毒:公共场所每次 $100m^3$ 空间可用 2~4mL 乳酸加 10 倍水混匀,加热熏蒸,能灭活空气中的流感病毒。

### 3. 如果发烧了,应该怎么办?

(1)用酒精擦身体,或冰敷退热吗? 流感的其中一个显著病状就是发烧。正常成人腋下体温一般为 36℃～37℃(低热 37.3℃～38℃;中热 38.1℃～39℃;高热 39.1℃～41℃;超高热＞41℃),口腔温度比腋下高 0.2℃～0.4℃。儿童的腋下体温超过 37℃即为发热。中低热度的发烧是机体正常启动免疫反应、抵抗病毒入侵的外在表现,此时应予密切观察,不应擅自降温。若强行压抑体温,只会削弱自身的抵抗力,帮助病毒繁殖。若为了减少发烧引起的不适感,可辅以适当的物理降温,如用温水擦拭全身。但若体温持续上升超过 39℃,全身情况有恶化者,应迅速给予适当的降温处理,以防高热引起的严重后果。

(2)如果是风热感冒,要少穿衣服散热吗? 不对,应当注意保暖。其实中医体系中的风热和风寒感冒,对应的是西医中的普通感冒,并非流行性感冒的类别。但是感冒大多都有畏冷表现,即使有高热在身也是这样的。所以,正确的做法是穿足够的衣服保暖,不随便吃退烧药,尤其是自行服药,否则反而误事。

> 中医里的风寒、风热之分:
>
> 简单说来,清鼻涕、舌苔不厚的感冒是风寒感冒;脓鼻涕伴便秘、口中气味重、舌红的感冒是风热感冒。

(3)及时就医。高烧会烧坏脑部或者引发心肌炎等。如果发现体温过高,青少年朋友们的第一反应应当是"立即前往医院就医"。同时,在医生给予专业的诊断和治疗之前,不要轻信民间偏方或是自行服药,以免贻误病情。医院会结合

51

患者个人情况,给予专业的医疗和护理措施,可以最大限度地阻止并发症的出现。

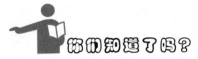 你们知道了吗?

1.流行性感冒是不是可以引起死亡?

2.我们应该怎样预防流行性感冒啊?

3.如果发烧了,我们该怎么办?

4.感冒后可以吃很油腻、很辛辣的食物吗? 为什么?

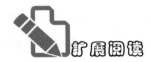 扩展阅读

### 西班牙流感①

"西班牙流感"并非是从西班牙爆发。

1918 年 3 月 11 日,美国堪萨斯州,芬斯顿军营。这一天午餐前,一位士兵感到发烧、嗓子疼和头疼。医生初时认为他患了普通的感冒。到了中午,100 多名士兵都出现了与之相似的症状。几天之后,整个军营里"感冒"的人已超过了500 名。随后的几个月里,美国各地都出现了这种"感冒"的踪影。接下来,"感冒"如燎原烈火般迅速蔓延到美国各地。9 月,"感冒"出现在了北部沿海城市波士顿。10 月,美国国内流感的死亡率达到了创纪录的 5%。仅 10 月 10 日一天,费城就有 700 多人死去。由于当时医疗手段落后,人们对这一流感的危险性认识不足。战事的发展、部队的大规模调动,

---

① 陈良飞.新世纪周刊.2009-11-11.

更为流感的传播起到了推波助澜的作用。直到第二年的 2 月,流感疫情才相对"温和"一点。据事后统计,这场瘟疫使美国 50 余万人死亡,平均寿命下降了 10 岁。

更不幸的是,美国远征军乘船到欧洲前线,把病毒也带到了那里。随后,由于军人的调动,流感以出人意料的速度传遍欧洲,然后传到非洲、亚洲、大洋洲。在不到一年的时间中,席卷全球。英国国王乔治五世也未能幸免,英格兰和威尔士死亡人数达 20 万,皇家舰队三周无法出海作战。加拿大渥太华有轨电车没有乘客,学校、歌舞剧院、电影院无灯光,游泳池和保龄球馆空无一人。一名澳大利亚妇女看到,在 3 个小时里,有 26 支送葬队伍经过她家门口,每 7 分钟一支,几乎是首尾相接。患上流感的南非老矿工希尔握着吊罐车操纵杆,突然手没了力气,吊罐飞向空中,里面的 40 名下班矿工死了 24 个。在巴西里约热内卢,一个在等班车的男子一边向人打听终点站,一边倒地死去。南非开普敦一辆电车只行驶了 3 公里,就有 6 个人死在车上。中国也未能幸免:自广州起直至东北,由上海至四川,蔓延广泛;北京警察患病过半,哈尔滨人口 40% 被感染,学校停课,商店歇业,上海也出现过两个流行波。

最糟糕的是西班牙,在这个小小的国家里,竟然有包括国王阿方索三世在内的 800 余万人染病,首都马德里 1/3 的市民受感染。一些政府部门被迫关门,电车停运。因此,这次流感也就被命名为"西班牙流感"。

本次流感所造成的灾难是流感流行史上最严重的一次,也是历史上死亡人数最多的一次瘟疫,估计全世界患病人数在 5 亿以上,发病率约 20%～40%,死亡人数达 4000 多万,比第一次世界大战战亡总人数还多。这也成为第一次世界大战提早结束的原因之一,因为各国都已经没有额外的兵力作战。

　　这次流感呈现出了一个相当奇怪的特征。以往的流感总是容易杀死年老体衰的人和儿童,这次的死亡曲线却呈现出一种"W"型——20～40岁的青壮年人也成了死神追逐的对象。

　　1997年,美国军事病理研究所的病理学家陶本伯杰领导的一个研究小组,发现造成"西班牙流感"大流行的病毒与猪流感有相似之处。如果把它归类,那么它应该是H1N1型的,可能是一种禽流感。

　　2009年7月,美国威斯康星大学麦迪逊分校兽医学院的研究人员指出,出生于1918年前并经历过"西班牙流感"的老年人体内拥有抵抗甲型H1N1流感病毒的抗体,这说明甲型H1N1流感病毒与导致"西班牙流感"的病毒特征有相似之处。

# 六、全民皆兵
## ——传染性非典型性肺炎

### 案例

2002 年 11 月,广东顺德发现首例传染性非典型性肺炎(简称 SARS),几日之后疫情扩散至全国多地,并迅速向东南亚地区乃至全球蔓延,直到 2003 年中期,疫情才逐渐被消灭。期间,29 个国家共报告临床诊断病例 8422 例,死亡 916 例,平均死亡率达到了 9.3%。

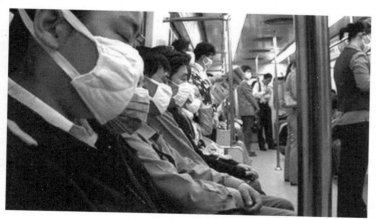

"非典"时期的北京地铁

### 互动讨论

到底什么是 SARS?为什么它那么"恐怖"?它爆发时我

们要注意些什么呢？下面就让我们一起来了解一下吧！

 **知识加油站**

### 1.什么是传染性非典型性肺炎？

传染性非典型性肺炎，又称严重急性呼吸综合征（Severe Acute Respiratory Syndromes，简称 SARS），是一种因感染 SARS 冠状病毒而导致的以发热、干咳、胸闷为主要症状，严重者甚至会出现快速进展的呼吸系统衰竭的呼吸道传染疾病。SARS 极具传染性，而且病情进展快速，在 2002～2003 年期间曾引起过全球性的恐慌。

### 2.什么是 SARS 冠状病毒？

 SARS 的病原体是一种被称为 SARS 冠状病毒的新型冠状病毒，它对环境因素的抵抗力较强，室温条件下，它可以在塑料表面至少存活 48 小时，在正常人的尿液中存活至少 10 天，在粪便中存活至少 48 小时。但 SARS 病毒对热和紫外线敏感，75℃加热 30 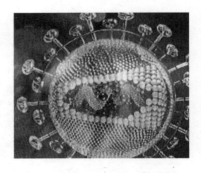 分钟和紫外线照射 60 分钟都可以将它杀死。SARS 病毒也对有机溶剂敏感，丙酮、10％甲醛、10％次氯乙酸、75％乙醇、2％苯酚等常用的消毒剂和固定剂 5 分钟即可将其杀死。[1]

---

[1] World Health Organization. First Data on Stability and Resistance of SARS Coronavirus Compiled by Members of WHP Laboratory Network. http：www. who. int/csr/sars/survival－2003－05－04/en/index. html

### 3.SARS 是怎么传播的?

传染源:目前已知,患者是本病的主要传染源。在潜伏期即有传染性,症状期传染性最强,极少数患者刚有症状时即有传染性,少数"超级传染者"可感染数人至数十人。恢复期粪便中仍检出病毒,此时是否有传染性,仍待研究。共同暴露人群中,部分人不发病。

传播途径:一般是人与人近距离的飞沫传播,其次是接触的呼吸道分泌物和排泄物。

多发季节:主要是冬春季发病。

易感人群:尚未发现不同人种、性别等对 SARS 病毒的感染容易程度存在差别,大部分发生于 25～70 岁,极少数病患小于 15 岁,年老者易感染且症状重、不易痊愈、更易死亡,密切接触者特别是患者家属和医护人员被感染的危险性更高。

### 4.SARS 有哪些症状和体征?

SARS 的死亡率很高,起病急骤,潜伏期通常为 2～7 天,但也可能长达 10 天。疾病的病症以发烧为主,患者体温常高于 38℃,并伴随有寒战,咳嗽少痰,偶尔有血丝痰、心悸、气促等,严重者可能会呼吸窘迫。有的患者还伴随肌肉酸痛、头痛、关节痛、乏力和腹泻等症状。感染 SARS 病毒患者,开始一般有咳嗽、流涕、打喷嚏、鼻塞等上呼吸道症状,有些病人发病时会产生轻微的呼吸道症状,3～7 天后进入下呼吸道期,开始没有痰的干咳,或因呼吸困难而导致血氧过低,有 10%～20% 的病人,呼吸道疾患严重到必须插管及使用呼吸器。90% 的病患在疾病期间约有 6～7 天类似流行性感冒的

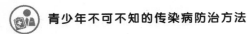 

症状,而后就完全康复。①

SARS还会留下一些后遗症,被称为"非典后遗症",主要是因为激素使用不当而引起的。该症症状包括呼吸系统的弥漫性间质纤维化、间质性肺炎、机化性肺炎、局灶性纤维化,运动系统的股骨头缺血性病变及坏死、髋关节滑膜炎等。

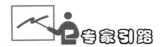 专家引路

### 1.如何预防 SARS?

公共场所应首选自然通风,同学们要尽可能打开门窗通风换气,尽量避免去游泳馆、超市等人口聚集的场所,尽量减少空调使用时间,在空调运行期间要经常开窗通风。

经常使用的物品、饮食器具要定期消毒,教室、宿舍、楼梯和卫生间都要经常打扫。

同学们要积极配合学校对地面、墙壁、电梯等表面的定期消毒,对房屋进行空气消毒和物体表面消毒时,会使用一些消毒剂,要注意等室内完全没有异味时,才能进入。

戴口罩虽然不能 100% 预防感染,但是能够减少被感染几率,尽量穿长袖上衣和长裤,减少皮肤在外裸露的时间。

早发现,早就诊,早隔离,早治疗;避免接触发热、头痛、干咳等呼吸道类似症状的病人,尽量避免接触病人用过的而未经过消毒处理的餐具、饮具以及衣物等。

一旦人们出现发热、咳嗽等呼吸道症状时,应及时到医院就诊,与病人有密切接触者,应在家庭内或者指定地点进行医学观察。

---

① 曾光.传染性非典型肺炎防治工作中的几个问题.中华流行病学杂志.2003,24(6):429~431.

特别注意饮食卫生,防治消化道疾病,要培养良好的个人卫生习惯,勤洗手,打喷嚏、咳嗽和清洁鼻子后最好用流动水洗手,洗手后用清洁的毛巾或纸巾擦干,不要共用毛巾。

注意防寒保暖,根据气候变化增减衣服,经常到户外活动锻炼,但避免做剧烈运动,均衡饮食,劳逸结合,保证充足睡眠,做到娱乐活动有度,以提高自我防护,增强身体抗病力。

多吃富含抗氧化剂的食物,例如坚果、豆类、柑橘、苹果、葡萄、西红柿、胡萝卜、青菜、洋葱、大蒜、甜椒、花椰菜等;每天确保食用足够的碳水化合物食物,如大米及其他富含淀粉的食物。

### 2. SARS 疫苗预防

作为中国抗击 SARS 的领军人物,钟南山院士表示,SARS 疫苗的开发周期相当漫长,截至 2008 年,疫苗在第一阶段试验结果显示疫苗安全且没有副作用,但所生产出的抗体能在人体内保持多长时间,则仍有待研究,现已进入第二临床试验阶段,然而距离最终研制成功仍相距甚远。

我国对 SARS 疫情持续保持高度警惕。2003 年至今,我国再没有大规模地出现 SARS 临床诊断病例和疑似病例。世界卫生组织专家也已经确定,SARS 不可能再度大规模爆发,所以,同学们不要轻信网上关于 SARS 的流言,更不要造成大规模的恐慌。

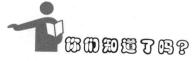

1. SARS 的主要传播途径是什么?

2. 发现一个疑似 SARS 患者后,我们首先应该怎么做?

3. 多数 SARS 患者的首发症状是(　　　　)。

A. 咳嗽　　　　B. 头痛　　　　C. 发热　　　　D. 乏力

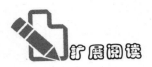
扩展阅读

## SARS 背后的英雄——钟南山

钟南山，一个让中国百姓为之感动的名字，一位病人眼中的爱心医生，一位学生眼里的慈爱老师，一位活跃在大众视线中的知识分子。

作为中国工程院院士、广州医学院第一附属医院院长、广州呼吸疾病研究所所长的钟南山，在 2003 年抗击 SARS 的战斗中，带领他的研究团队日夜攻关，终于在短时间内摸索出了一套行之有效的"三早三合理"救治办法，即早诊断、早隔离、早治疗和合理使用皮质激素、合理使用呼吸机、合理治疗并发症，为广东实现 SARS 死亡率最低、治愈率最高作出了突出贡献。

广州呼吸疾病研究所博士后李慧灵跟随钟南山学医多年，她印象最深刻的是钟老师的听诊器，那是一副双管听诊器：呼吸科医生最常用的诊断工具就是听诊器，一般的听诊器为减轻重量，便于携带，只用一根橡皮管；而钟老师的听诊器是双橡皮管的，因而比普通的听诊器重很多。"这个听诊器虽然很笨重，但是钟老师喜欢它，看病人的时候从不离身，因为用它作听诊时，可以听得更清楚。"

2009 年 9 月，钟南山被评为"100 位新中国成立以来感动中国人物"之一，并成为了广东省唯一当选的劳动模范。

# 第三篇
# 经水传播的传染病

我们每天的生活都离不开水。我们要喝水,用水洗东西,到水里去游泳,农民伯伯要用水种田……亲爱的读者朋友,你可曾知道,水也是很多传染病所使用的传播工具哦!你知道得什么病会拉"水样便"吗?你知道什么是"大肚子"病吗?我们国家哪些省市有"大肚子"病呢?让本篇帮你开启一场解惑之旅吧!

# 一、走出"二号病"的阴影
## ——霍乱

案例

　　1893年的一天,53岁的柴可夫斯基在彼得堡成功地演出了他最新创作的名为《悲怆》的第六交响曲。演出结束后,他被一群热情的青年拥到酒馆去庆祝。由于口渴,柴可夫斯基随意地喝下了一杯生水。但是,就是他喝的这杯生水里,却含有在当时足以令人致命的霍乱病菌。

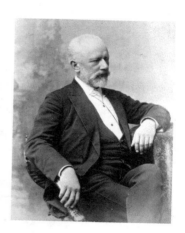

63

当天夜里,柴可夫斯基就感到身体不适,到了第二天,开始上吐下泻,全身无力。经医生诊断,发现他染上了当时正在彼得堡流行的霍乱。尽管医生竭尽全力救治,柴可夫斯基还是在发病的第四天与世长辞。一代音乐大师就这样倒在了小小的霍乱病菌下,《悲怆》成为一曲绝唱。

互动讨论

　　在我们遗憾柴可夫斯基生命结束时,不禁要问:到底什

么是霍乱？我们怎么预防它呢？

知识加油站

### 1. 什么是霍乱？

霍乱是由霍乱弧菌所致的烈性传染病。它发病急、传播快、传染性强、病死率高，是亚洲和非洲大部分地区居民腹泻的主要原因。在我国，霍乱排行甲类传染病第二位，俗称"二号病"，其危害性可见一斑。

### 2. 什么是霍乱弧菌？

自从 1817 年以来，全球共发生过七次世界性的霍乱大流行。1883 年，在第五次霍乱大流行中，德国细菌学家罗伯特·科郝从霍乱病人的排泄物以及病死者的肠道组织中，首先发现了霍乱弧菌。

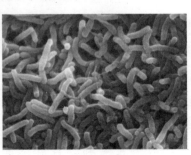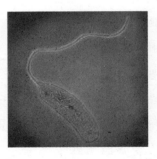

霍乱弧菌，为革兰阴性菌，短小稍弯曲的杆菌，无芽孢，无荚膜，长 1.5～3 μm，宽 0.3～0.4 μm，菌体末端有一根鞭毛，运动活泼，O139 型可见荚膜。

### 3. 霍乱是怎么传播的？

传染源：病人和带菌者均为主要传染源，其中轻型及隐性感染者为更重要的传染源。

传播途径:病人与带菌者的粪便或排泄物污染水源或食品经口感染人群,引起传播;经水传播是最主要的途径,常呈爆发流行;食物传播一般次于水传播,但近年来,国内某些地方因举办酒宴聚餐而引起食物型爆发,也是霍乱流行的重要形式之一;此外,水产品中的鱼、牛蛙等,尤其是虾、蟹、螺、甲鱼等甲壳或贝壳类食品的传播作用更大。

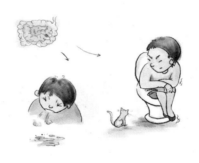

易感人群:人群普遍易感,且隐性感染较多,显性感染相对较少,患者在病后可以产生抗菌抗体和抗肠毒素抗体,形成一定的免疫力,但这种免疫力仅维持一至几个月,因此可能再受感染。近年来,某些地区的流动人口成为了主要的发病人群。

流行情况:夏秋季为霍乱的流行季节,一般集中于7～10月份;沿海地区发病较多。

### 4.霍乱有哪些症状?

典型霍乱的临床表现病程分以下三个阶段:

阶段一:吐泻期。这一阶段病症会持续约数小时或1～2天,患者每天可能腹泻数次甚至十余次,大便呈泥浆样或米泔水样,每次便量超过 1000 mL。腹泻之后,患者可能会出现喷射性、连续性呕吐,吐出物一开始是胃内容物,之后会呈米泔水样,偶尔会感觉到恶心,成人一般不会在本阶段发烧。

　　阶段二:脱水期。在本阶段,患者会大量脱水,较轻者口舌干燥,严重者口渴难耐、烦躁不安、眼窝及眼眶下陷,甚至神志不清。身体的严重脱水可能引起循环衰竭,导致少尿或无尿等症状,甚至出现肾前性氮质血症。此外,患者还会发生严重吐泻,血液电解质流失,身体酸碱平衡紊乱。

　　阶段三:反应(恢复)期。经纠正脱水后,患者吐泻和脱水的症状会逐渐消失,体温、脉搏、血压恢复正常,尿量增多。由于大量输液后使循环改善,残存的肠内毒素继续吸收,约 1/3 的患者会出现反应性发热,体温一般波动于 38℃～39℃ 之间,持续 1～3 天后消退,尤以儿童多见。

 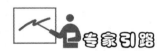专家引路

### 1.如何预防霍乱?

　　预防霍乱的方法简单有效,主要是"把好一张口",预防病从口入,做到"五要五不要"。"五要":饭前便后要洗手,各种食品要煮熟,隔餐食物要热透,生熟食品要分开,出现症状要就诊。"五不要":生水未煮沸不要喝,无牌餐饮不光顾,腐烂食品不要吃,暴饮暴食不可取,未消毒(霍乱污染)物品不要碰。

### 2.如果不幸感染霍乱,我们该怎么办?

　　由于霍乱的传染性非常强,所以一旦发现有人感染霍乱,无论是轻型还是带菌者,都需要接受隔离治疗。此外,我

们还应该积极地配合疾病预防控制中心的工作人员，做好流行病学调查、密切接触者的采样、家里疫点的消毒等工作，以尽量减少病症的影响。除了隔离治疗以外，我们还应该及时地帮助患者补充液体和电解质。

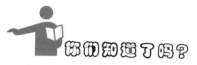

1. 病人和带菌者是霍乱的主要传染源，在霍乱的传播中，以水的作用最为突出。

2. 霍乱的治疗原则为严格隔离、及时补液、辅以抗菌和对症治疗。

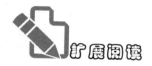

67

## 有关霍乱的故事

霍乱最古老的发源地在印度的恒河三角洲，这里被称为是"人类霍乱的故乡"。但由于古代交通条件的限制，霍乱的发生还仅仅局限在印度当地。1817 年，霍乱开始它的第一次世界性大流行，潘多拉的盒子打开了。1832 年春天，德国诗人海涅在巴黎留下了他对霍乱活生生的描述："3 月 29 日当巴黎宣布出现霍乱时，许多人都不以为然。他们讥笑疾病的恐惧者，更不理睬霍乱的出现。当天晚上多个舞厅中挤满了人，歇斯底里的狂笑声淹没了巨大的音乐声。突然，在一个舞场中，一个最使人逗笑的小丑双腿一软倒了下来。他摘下自己的面具后，人们出乎意料地发现，他的脸色已经青紫。笑声顿时消失。马车迅速地把这些狂欢者从舞场送往医院。但不久他们便一排排地倒下了,身上还穿着狂欢时的服装……"

清代名医王孟英所著的《重订霍乱论》一书里面,详细记载了清朝道光元年,霍乱第一次在中国肆虐时的情景。"当时这个病谁也不了解,来势凶猛,死的人是数以万计。当北京城里的棺材全部卖完时,没有办法,死人就用草席裹一下就埋了。"

从 1817 年霍乱第一次爆发到 1923 年的这一百多年的时间里,全球总共有 6 次霍乱大流行的记录,每一次流行的时间最短为六年,最长的达二十多年。先后波及了亚洲、欧洲、非洲、美洲的数十个国家和地区。霍乱在欧洲出现大规模爆发时,各国都有几万到十几万人死亡。每天,无论在城市还是乡村,都有灵车源源不断地往墓地运送死者,来不及埋葬的尸体就用火烧掉。霍乱也因此被描写为"曾摧毁地球的最可怕的瘟疫之一"。

人们一直在寻找霍乱传播的途径。1854 年,英国伦敦正在流行霍乱,一位医生约翰斯诺经调查发现,霍乱爆发的源头是一条街道上被脏水污染的水泵。约翰斯诺对伦敦霍乱的分析是流行病学发展史中重要的一页,有人将其工作认为是现在流行病学的开始。

此后,人们继续寻找霍乱"元凶"。1883 年,霍乱蔓延到了埃及。当时的埃及政府邀请德国著名细菌学家罗伯特·科赫到当地进行研究。经过大量的考察和实验,科赫用照相法找到了霍乱的致病菌——霍乱弧菌。这是人类第一次看到霍乱病菌的真面目。

同时,生命科学的发展也使人们对霍乱的发病机理有了深入的认识:病菌在进入人体后,会附着在肠道上并释放出细菌毒素,而人体会产生本能的自卫反应,肠道内分泌大量的液体,试图把病菌冲洗到体外,但是霍乱弧菌不仅附着力强,而且繁殖异常迅速。因此,人体必须不停地分泌体液,最终导致脱水造成周身循环衰竭,并且很快死亡。随着对霍乱病菌致病机理的更多了解,人们找到了更加有针对性的治疗手段,从而大大降低了霍乱的发病和流行的可能性。

69

# 二、"瘟神"到底送走了没有？
## ——血吸虫病

案例

　　血吸虫病在我国的流行历史可追溯到 2000 多年前。20世纪 70 年代,考古学家分别在湖北江陵和湖南长沙两地出土的西汉古尸的肝脏和肠道中查到了血吸虫虫卵,这一发现证实了血吸虫病在我国的流行历史至少在 2100 年以上。20 世纪 50 年代以前,我国血吸虫病流行十分严重,疫区居民成批死亡,无数病人的身体受到摧残,致使田园荒芜、满目凄凉,出现许多"无人村""寡妇村""罗汉村"(腹水肚大如鼓,像罗汉)和"棺材村"等悲惨景象。血吸虫病不仅严重危害人体健康,同时对家畜也会造成极大的危害,严重影响农业和畜牧业的发展。

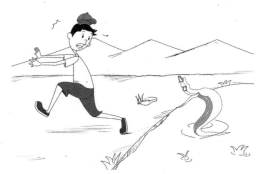

　　1958 年 7 月 1 日,毛泽东主席读 6 月 30 日《人民日报》,得知余江县消灭了血吸虫,高兴得夜不能寐,还写下了著名诗篇《送瘟神》。

送瘟神（之一）

绿水青山枉自多，华佗无奈小虫何！

千村薜荔人遗矢，万户萧疏鬼唱歌。

坐地日行八万里，巡天遥看一千河。

牛郎欲问瘟神事，一样悲欢逐逝波。

送瘟神（之二）

春风杨柳万千条，六亿神州尽舜尧。

红雨随心翻作浪，青山着意化为桥。

天连五岭银锄落，地动三河铁臂摇。

借问瘟君欲何往，纸船明烛照天烧。

## 互动讨论

血吸虫究竟会给我们带来哪些危害？就让我们一起来了解它吧！

## 知识加油站

### 1.什么是血吸虫病？

血吸虫病是由于人或哺乳动物感染了血吸虫所引起的一种疾病。由于血吸虫病会严重损害患者的身体健康，人们也称之为"瘟神"。我国从西汉古尸的肝肠组织中查到了血吸虫卵，说明此病症在我国已有2100多年的历史。

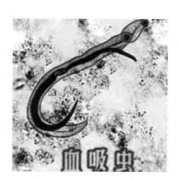

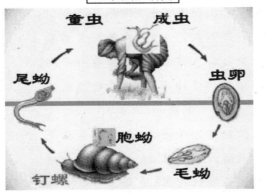

血吸虫生活史

人体内阶段

人体外阶段

虫卵进入水中孵出毛蚴，毛蚴钻入钉螺体内发育为尾蚴，而后离开钉螺，在水中浮游。当人们在水中劳动、洗澡、洗脚、游泳时，尾蚴即可钻进皮肤，随血液进入人体并定居，发育为成虫。

## 2.血吸虫病是怎么传播的？

传染源：主要是受感染的人和动物。

传播途径：血吸虫病的传播必须同时具备三个条件，(1)粪便入水。病人粪便中的虫卵可通过各种方式污染水源，例如，河边洗刷马桶，河边粪缸与厕所，稻田采用新鲜粪便施肥等。病牛随地大便也可能污染水源。(2)钉螺孳生。钉螺是血吸虫唯一的中间宿主，水陆两栖，生活在水线上下，孳生在土质肥沃、杂草丛生的潮湿环境和灌溉沟、河边与湖区浅滩上。钉螺可通过附着水草、牛蹄或单鞋夹带等方式扩散到远处。(3)接触疫水。血吸虫病的感染方式，主要是通过生产劳动与生活用水接触疫水而感染，如捕鱼、虾，割湖草、种田，或在河边洗澡、游泳、洗手脚，儿童戏水等。饮用含尾蚴生水也可从口腔黏膜侵入而感染。清晨河岸草上的露水中也可能发现尾蚴,所以赤足行走也有感染的可能。

易感人群:人群普遍易感。患者以农民、渔民为多,这与经常接触疫水有关。男性患者比女性患者偏多,但5岁以下的儿童感染率较低。感染率随年龄增加而升高,10～20岁为最高。夏秋季为感染高峰。感染后有一定免疫力。

流行情况:血吸虫病是一种人畜共患病,危害严重。建国初期的调查结果显示,全国有血吸虫感染者达1200万人、感染耕牛120万头,主要分布于长江沿岸以南12个省、市、自治区的381个县(市)。新中国成立以后,党和政府十分重视血吸虫病的防治,经过40多年的努力,已有4个省市(广东、广西、福建和上海)基本消灭或控制了血吸虫病;但江湖、洲滩流行区(湖南、湖北、江西、安徽、江苏)和山区(云南、四川)仍然流行。人畜感染率较高,控制传播媒介的难度大,是血防工作的重点。因此,要消灭"瘟神"还需要加大努力。

73

### 3.血吸虫病有哪些症状?

本病起病较急,有畏寒、发热、腹痛、腹泻、食欲缺乏和肝脾轻度肿大等症状。反复多次感染血吸虫病,大多表现为慢性血吸虫病。轻者无自觉症状,重者常腹痛、腹泻和黏液血便,并有不同程度贫血、消瘦、营养不良、肝脾肿大。晚期病人出现肝硬化、腹水及门脉高压症。病人常因肝功能损害和上消化道大出血而死亡。儿童得病后,还会影响生长发育、身材矮小。女性出现月经失调和不育。

在接触疫水后1～2天内,患者在接触部位的皮肤可能出现点状红色丘疹,奇痒难耐。反复或重度感染血吸虫尾蚴,未经及时治疗,或治疗不彻底,可形成血吸虫性肝硬化,进而发展为晚期血吸虫病。晚期血吸虫病常见的并发症有上消化道出血和肝性脑病。

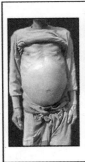
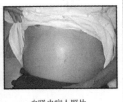
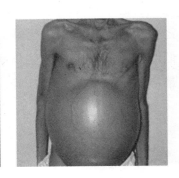

血吸虫病人照片

晚期血吸虫病分为巨脾、腹水及侏儒三型，临床上常以肝脾肿大、腹水、腹门脉高压以及因侧支循环形成所致的食道下端及胃底静脉曲张为主的综合征。图中为晚期血吸虫病患者。

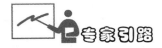 专家引路

### 1.如何预防血吸虫病?

在烈日炎炎的盛夏和酷热难耐的早秋,碧波荡漾的湖水、涓涓流淌的江河都是人们消暑纳凉的好地方,青少年朋友们尤其喜欢去游泳、戏水或洗澡。然而在血吸虫病流行区,这些看起来美丽如画的碧波绿水中,却很有可能潜伏着人的眼睛很难看到的血吸虫尾蚴。当你下水游泳、洗澡或玩耍时,它们便会悄悄地钻进你的身体内,使你患上血吸虫病。为了预防血吸虫病,我们应该具体做到:

控制传染源:流行区的病人、病牛应积极主动参加政府相关部门每年开展的普查普治活动;加强粪便管理与水源管理,防止人畜粪便污染水源。

切断传播途径:防螺、灭螺。我们已经知道,钉螺是血吸虫的媒介宿主,它在血吸虫病的流行过程中起了"推波助澜"的作用。在一个疫区,如果只治疗血吸虫病人,不消灭易感

地带的钉螺,那么已经治好的病人因生产生活需要又去接触疫水,势必会再度造成感染。因此,要消灭血吸虫病,就必须消灭钉螺。

保护易感人群:尽量避免接触疫水,严禁在疫水中游泳、洗澡、嬉水、捕捉鱼虾等;因工作需要必须与疫水接触时,应加强个人防护,如用 1‰氯硝柳胺碱性溶液浸渍衣裤,能有效预防尾蚴的侵入;以脂肪酸为基质,加碱皂化后,掺入 2‰氯硝柳胺和松节油制成防护剂,可以杀死尾蚴;对家畜使用血吸虫疫苗,防止感染。

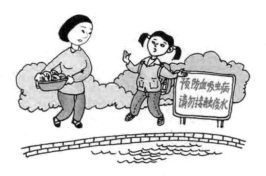

为及早发现血吸虫病,并及时得到治疗,不致延误病情,每个人都应该积极主动地参与血吸虫病检。

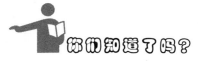 你们知道了吗?

小鹏到湖南岳阳的一个亲戚家玩,他们到湖边游泳,回来后却发现四肢皮肤出现点状红色丘疹,奇痒难耐。小鹏非常害怕。青少年朋友们,你们能告诉小鹏他怎么了吗?应该怎么做吗?(注:湖南岳阳是血吸虫病的疫区)

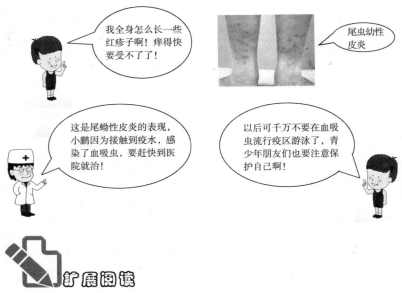

我全身怎么长一些红疹子啊！痒得快要受不了了！

尾虫幼性皮炎

这是尾蚴性皮炎的表现，小鹏因为接触到疫水，感染了血吸虫，要赶快到医院就治！

以后可千万不要在血吸虫流行疫区游泳了，青少年朋友们也要注意保护自己啊！

## 扩展阅读

### 曹操兵败赤壁：火烧论？瘟疫论？

76

东汉末年，曹操兵败赤壁，究竟是败给了火烧连环船的计谋，还是败给了一场无迹可寻的瘟疫？

公元 200 年，曹操挟天子以令诸侯，出兵攻打南方的两个"小虾米"——孙权和刘备，孙、刘自知难以以一己之力对抗曹操，只得联合抗击来自北方的所谓"80 万曹军"（实际兵力约 15 万）。两军相遇于赤壁，大战一触即发。可北方军士不谙水战，在船上像喝醉了酒一样东倒西歪，曹操为了减轻江上风急浪颠的情况，下令用铁链和木板连接战船，使步兵、骑兵可在上面驰骋，以利攻战。结果这一计谋被周瑜抓住漏洞，周瑜联合黄盖使了"苦肉计"诈降曹操，再命黄盖用大火烧了曹操的连环船。曹操兵败后连夜撤退，但在撤退前，他居然把敌方没有烧毁的船也一并给烧了。历史上固然有很多以少胜多的战役,可曹操的 15 万大军怎么就如此轻易地败给了孙刘的 5 万军队呢?

　　《三国志·吴书·周瑜传》中记录了曹操战败后写给孙权的一封信,信中提到:"赤壁之役,值有疾病,孤烧船自退,横使周瑜虚获此名。"原来,曹操烧船自退是因为北方士兵感染了瘟疫,到底是何瘟疫如此厉害逼得曹操退兵呢?《改变中国历史的偶然事件》里提到,这就是"瘟神"血吸虫病。难怪黄盖能尽烧曹军,原来是因为没有人救火,士兵们要么在发高烧,要么在拉肚子。

　　其实在 1949 年,中国人民解放军东北野战军横渡长江时,也有三四万人感染了血吸虫病;拿破仑军队在非洲的时候,士兵也曾染上过这种病。不过这两支军队的疫情感染都没有改变历史,曹操却更"倒霉",被血吸虫病害得兵败赤壁,且留下了一个千古流传的故事。

# 三、水灾后要防"洪水病"
## ——钩端螺旋体病

在稻谷收割季节，有的地区往往会发生一种叫做"打谷黄"的疾病，本病也常发生在水灾过后，因此也称为"洪水病"。某日，一位21岁女性患者，突然出现发热、怕冷、头痛、全身肌肉酸痛、乏力、

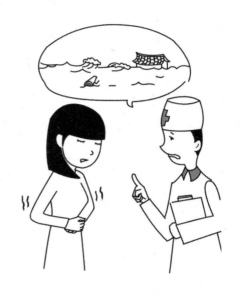

眼结膜充血及小腿肚疼痛、尿少、急性肾衰竭等临床特征，最后确诊患上了"洪水病"，经血液透析等综合治疗后才转危为安。

 互动讨论

那么到底什么是"洪水病"呢？怎样才能不让它流行？

下面我们就一起来了解一下吧！

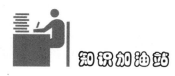

### 1.什么是钩端螺旋体病？

钩端螺旋体病,简称"钩体病",俗称"洪水病",是由致病性钩端螺旋体引起的动物源性传染病,大多发生于秋收水稻时和暴雨洪水泛滥之后。由于患病后,患者会全身皮肤黄染,就像刚收获的谷子一样黄,此病又被称为"打谷黄"。

钩体病的病原体是致病性钩端螺旋体。它长约 6～20mm,菌体纤细,有 12～18 个螺旋,两端有钩,能作活跃的旋转式运动,具有较强的穿透力。

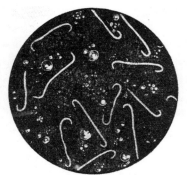

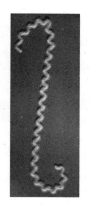

暗视野显微镜下的钩端螺旋体

### 2.钩体病是怎样传播的？

传染源:主要为野鼠和猪。黑线姬鼠为稻田型钩体病最重要的传染源,而猪为洪水型钩体病的主要传染源。

传播途径:人因直接或间接与被带菌动物的尿污染的水体接触,钩端螺旋体通过破损皮肤或黏膜进入血循环,引起菌血症和中毒血症。

易感人群：人对钩体病普遍易感。青壮年发病较多，但由于目前大多数青年劳动者外出务工，故感染大多以在家留守的老年人为主。受感染者的职业分布主要是参加农业劳动的人群、渔民与屠宰工人等。

流行情况：全年都可能发生钩体病，但主要集中在夏秋季（6～10月）、稻田收割季节以及洪涝灾害发生的时候。由于致病原因的不同，钩体病又被分为稻田型、雨水型、洪水型三种。我国特大钩体病流行，通常发生在有洪涝灾害的年份，其他自然灾害如引起水源受畜粪污染或鼠类生态环境改变，鼠密度增加、鼠尿污染水源，尤其是灾害又发生在钩体病流行季节时，也应引起高度重视。

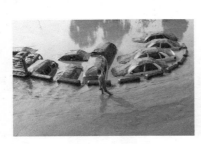 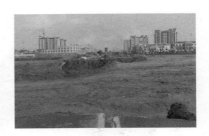

### 3. 钩体病有哪些症状？

钩体病临床症状复杂。感染同一型钩体，有表现不同的临床症状；感染不同型钩体，有表现相同的临床症状；不同国家、不同地区，钩体病有很大差异。本病潜伏期一般为2～28天，平均为10天左右。早期钩体病通常表现为"重感冒"症状，患者畏寒、发热、头痛、乏力、全身肌肉疼痛，特别是腓肠肌疼痛和触痛，有的病例还出现了呕吐、腹泻等胃肠道症状，极易被误诊为流行性感冒。部分患者早期得到及时有效的抗生素治疗后,即可痊愈;而另有部分病例发展到中期(约在起病后 3～14 日),将出现不同程度的器官损害。

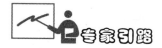

## 1.如何预防钩体病?

由于钩体病为自然疫源性疾病,人畜共患,因此预防工作具有长期性和艰巨性的特征。我们应该坚持从三个方面来预防钩体病:

控制传染源,管理病人、接触者以及环境:一旦发现疫情应立即报告防疫部门,以便采取防治措施,如避免接触钩体疫水、预防服药、消灭老鼠、推行猪圈积肥、管理好牲畜、防止排泄物到处污染等,并对水源消毒和对疫水设置警示牌。在流行区水稻收割前应尽可能将稻田水放干,同时在日光下照射 2 小时左右,即可有效抑制病原体。

切断传播途径:减少疫水接触,戴手套、穿靴子;割稻时最好穿长裤、水田靴,皮肤涂擦防护剂等,以减少感染机会;外用马鞭草、刺黄连煎汤代茶,亦有预防作用。

提高人群免疫力:每年 4～5 月份对相关人员接种钩体疫苗。该疫苗的保护率约为 95%,免疫力可维持一年,所以每年都需要根据流行菌株调整菌苗,帮助人群接种。除了接种疫苗以外,也可采取预防服药的方法控制钩体病的流行。青霉素及其他相关抗生素可以杀灭螺旋体,但是青少年朋友们千万注意不要擅自用药,以免引起致命的过敏反应等,用药时一定要向相关医务人员咨询。最后,我们还可以在钩体病流行的疫区大力开展钩体病防治知识的宣传教育工作,提高自我防病意识。

### 2.如果不幸感染了钩体病,我们该怎么办?

钩体病一般预后良好,但病死率仍在 5‰ 左右,死亡多为误诊和延误治疗所致。凡洪水泛滥或暴雨十来天后,若发现自己发烧或浑身无力时,一定要及时到正规医院诊治。病人需要卧床休息、保持安静、加强营养,并酌情补充热能及维生素 B 和维生素 C。钩体病的治疗需根据不同的临床类型采取不同的治疗方案。抗菌疗法是钩端螺旋体病的基本治疗措施,是早期治疗的核心。青霉素 G 为首选药物,庆大霉素次选,多西环素、四环素等亦可酌情选用。

钩体病患者在接受首剂青霉素或其他抗菌药物后,可因短时间内大量钩体被杀死而释放毒素,引起临床症状的加重反应,常见为高热、寒战、血压下降,称为赫克斯默尔反应,特别是少数病人可再诱发致命的肺弥漫性出血。故首剂抗菌药物注射后,应加强监护数小时。

 你们知道了吗?

1.钩体病的主要流行季节是( )。

　　A.1~3 月　　　B.2~5 月　　　C.3~6 月

　　D.6~10 月　　E.10~12 月

2.钩端螺旋体多价疫苗接种后其免疫力可维持多长时间?( )

　　A.终生免疫　　　B.1 年以内　　　C.1~2 年

　　D.2~5 年　　　E.5~10 年

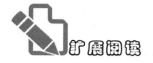

## 可乐罐上的老鼠尿

被老鼠尿污染的可乐罐使广东一名妇女迅速死亡？广州花都区最近出现了这样一条流言，说某妇女周日买了一些罐装可乐放冰箱内，周一就被送进了医院，周三就离开了这个世界。验尸结果表明，该妇女死于钩体病，其源头可追溯到受鼠尿感染的可乐罐头。这个流言看起来很吓人，因为我们每个人几乎都喝过罐装可乐。但细想一下，问题出现了，易拉罐已经问世 52 年了，这些年来，几乎人人都直接喝罐装可乐，为什么只有这名广东妇女出事了呢？我们不禁要追问两个问题了：

第一，可乐罐上因为鼠尿而存在钩端螺旋体的可能性有多大？

科学研究表明，钩端螺旋体在干燥环境下只能存活几分钟。除非正好遇到极其潮湿的天气，不然一瓶可乐就算不幸沾了鼠尿，也很快就干透了。而且，可乐罐是不是容易沾上鼠尿呢？美国《流言终结者》节目的终结者们，从旧金山市内各处取来 1000 罐包装良好的可乐作为实验组，又买来 1000 罐散装可乐，擦净表面作为对照组，然后放出 40 只老鼠，让它们在存放 2000 罐可乐的地方乱跑 90 分钟。质谱仪的检测表明，对照组有大量鼠尿沾染，而实验组却没有检出鼠尿成分。可见正常情况下，可乐的保存条件没有问题。伯克利大学的流行病学教授也指出，虽然鼠尿里可能含有危险的细菌病毒,但在铝制易拉罐上面风吹日晒加晾干,它们也是活不下来的。

第二,感染了钩端螺旋体到底有多可怕?

经过第一个问题,我们基本上不会怀疑可乐罐上有钩端螺旋体了。但如果还有同学不放心,我们就再来看看感染了这个钩端螺旋体到底有多可怕吧!感染这种病原体的临床表现五花八门,具体症状与病原体的株系、宿主的免疫力、接触到的活菌数量等都有关系,只有当感染到最严重的程度时,才会患上钩体病。就凭鼠尿那点儿分量,很难引发严重症状。实验表明,大约只有 5%～10% 的病原体感染者会患上此病,其中又只有 5%～15% 在不治疗的情况下可能致命,算下来总共只有 1% 左右的病死率,要知道连流感都有 0.1% 的死亡率呢,而且流感的感染人数还要大得多。实际上,不少医生主张急性感染初期,患者根本不需要服用抗生素类药物,因为绝大部分患者很快就自愈了。因此,总的来说这不是一种需要咱老百姓提心吊胆的疾病。

虽然可乐鼠尿这件事情基本定论为谣言了,不过这也给我们提了一个醒:食品安全非常重要,毕竟接触到嘴的东西还是要小心。然而,大部分流言虽说通常包含那么一点儿真实性,但往往是把我们的注意力引向相对而言无关紧要的小地方,让我们毫无必要地恐慌,却忽视了更大的危险,比如,餐具消毒、厨房卫生和食品新鲜程度。卫生部整天强调规范小餐馆之类场所的卫生,却从来没发布过易拉罐卫生指南,还是很有道理的。

# 第四篇
# 经食物传播的传染病

俗话说，民以食为天。每天我们都在经受各种美食的诱惑。但近年来，学生因不良卫生习惯而引起的进食后拉肚子、呕吐、中毒等事件屡屡发生，引起了家长、学校和社会的高度重视。本篇将针对这个热点问题，为大家介绍几种常见的经食物传播的传染病，告诉大家哪些生活中的不爱干净的小习惯容易引起疾病，以及患病后的表现，并重点介绍如何在平时的学习生活中养成良好习惯，预防患病。在细节上做到最好，谨防"病从口入"！

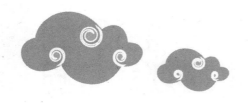

# 一、畅畅最近"瘦身"了
## ——细菌性痢疾

 **案例**

　　畅畅是个大胖小子，脸上肉嘟嘟的，同学们都叫他畅胖胖。这两天他整个人却瘦了一圈，妈妈以为他刻意瘦身减肥，早餐时批评他："这正是你长身体的时候，别因为同学笑你就减肥，你会长不高的。"这话刚说完，畅畅捂着肚子，表情难受地又冲进了厕所。妈妈突然意识到，畅畅这两天老是频繁上厕所，肯定是吃坏肚子了，于是立刻把他送进医院。

　　来到医院，畅畅表情难受，面色发黄，虚弱地向医生讲述最近的身体情况："这几天每天拉肚子，有时冷有时热，又想睡觉，整天都没力气，好难受。"医生经过一系列检查后，确诊畅畅患了细菌性痢疾。

87

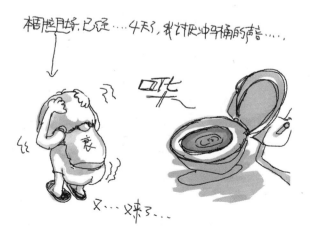

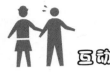
互动讨论

这到底是一种什么病啊？让我们一起来看看吧！

知识加油站

## 1. 什么是细菌性痢疾？

细菌性痢疾简称菌痢，是由志贺菌属（痢疾杆菌）引起的肠道传染病。有全身中毒症状、腹痛、腹泻、里急后重、排脓血便等临床表现。中毒性菌痢常有起病急骤、突然高热、反复惊厥、嗜睡、昏迷、迅速发生循环衰竭和呼吸衰竭等较为严重的全身症状，而肠道症状轻，病情凶险。本病用有效的抗菌药治疗，治愈率高。如果出现治疗效果欠佳或是转为慢性病变，最有可能的原因是未经正规治疗、未及时治疗、使用药物不当或是发生耐药菌株的感染等。全年均可发生，但以夏秋季多见。儿童发病率较高，其次是 20～39 岁的青壮年，老年患者较少。[1]

## 2. 细菌性痢疾是怎么传播的呢？

传染源：包括患者和带菌者。

传播途径。（1）消化道传播：痢疾杆菌在食物上可大量繁殖，食物污染是痢疾爆发流行的重要原因；主要媒介食物是被污染的凉拌菜、剩饭和冷饮，其次为不干净的瓜果。（2）接触传播：日常生活直接接触病人与带菌者，或间接接触被污染的饮食与生活用品等，是菌痢传播的基本途径。（3）水媒传

88

---

① 斯崇文，贾辅忠，李家泰主编. 感染病学. 北京：人民卫生出版社，2004.

播:饮用被污染又未经清洁、消毒的水或将污水用于漱口、刷洗食具等,可引起菌痢的发生。(4)蝇媒传播:苍蝇是痢疾的传播途径之一。

易感人群:儿童和农民发病人数较多,0～10 岁儿童占总发病数的 40% 以上。

流行情况:我国目前菌痢的发病率仍显著高于发达国家,但总体看有逐年下降的趋势。菌痢的报告发病率存在明显的地区差异,高发病率地区主要是西藏、甘肃、北京、宁夏、贵州、天津、云南、新疆、青海。

### 3.细菌性痢疾都有哪些表现呢?

不同类型的痢疾症状表①

| 类型/区别 | 起病速度 | 冷热情况 | 腹痛感 | 排便情况 | 其他症状 |
|---|---|---|---|---|---|
| 急性痢疾 | 急 | 发冷、发热 | 强 | 排黏液脓血便 | 左下腹压痛最明显 |
| 急性中毒性痢疾 | 急 | 突然高热 | 很强 | 排黏液黑便 | 嗜睡、昏迷 |
| 慢性痢疾 | 慢 | 正常体温 | 较强 | 排黏液脓血便 | 病程超过 2 个月 |

### 4.细菌性痢疾还会引起其他的什么疾病呢?

急腹症:如肠穿孔、肠套叠。

关节肿痛:青年多见,发生于痢疾后两周左右,以大关节为主,关节红、肿、痛,可有发热,称为赖特氏综合征。

痢疾杆菌败血症:主要见于营养不良、免疫缺陷、3 月龄以下婴儿;主要治疗为给予有效抗痢药,如诺氟沙星。

痢疾性肝炎:表现为一过性转氨酶升高,短期内可自愈。

中毒性心肌炎:患者自己觉得心慌、气促,心率快,心律不齐。

---

① 杨绍基,任红主编.传染病学.第7版.北京:人民卫生出版社,2008.

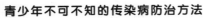

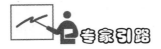专家引路

## 1.如何预防细菌性痢疾呢?

管理好传染源:早期发现患者或带菌者,早期隔离,要积极彻底地进行治疗;患者的食具、用具要单独使用,要有专用便盆;病人和护理病人的家属,必须做到饭前用流动水肥皂洗手;待病人离开后,要进行一次全面彻底的消毒。

切断传播途径:认真贯彻执行"三管一灭"——管理好水源、食品、粪便,消灭苍蝇;喝开水、不喝生水,用消毒过的水洗瓜果蔬菜和碗筷及漱口;吃熟食、不吃凉拌菜,剩饭菜要加热后吃,做到生熟分开;饭前便后要洗手,不要随地大小便;防止苍蝇叮爬食物;加强身体锻炼,增强抵抗力。

保护易感人群:近年来常以口服志贺菌链株减毒活疫苗,防止痢疾杆菌菌毛贴附于肠上皮细胞,从而防止其侵袭、减弱肠毒素的致泻作用。

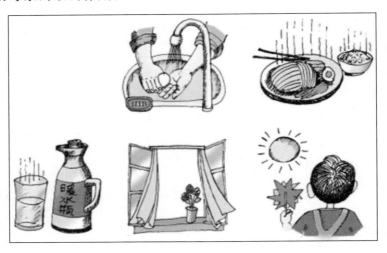

**2.如果得了细菌性痢疾,我们要怎么做呢?**

及时就医。如出现发热、腹痛、脓血便、腹泻呈一日十多次或更多,或伴有惊厥、头痛、全身肌肉酸痛,应第一时间就医治疗。

药物治疗。根据医生嘱咐,联合应用两种不同的抗菌药物,如磺胺类、咬诺酮类、阿米卡星、磷霉素及头孢菌素类,应给予足量足疗程。

家庭护理。(1)急性菌痢:①急性痢疾(起病速度快)患者要卧床休息,大便次数频繁的,应用便盆、布兜或垫纸,以保存体力;②饮食以流食为主,开始一两天最好只喝水,淡糖水、浓茶水、果子水、米汤、蛋花汤等,喝牛奶有腹胀者,不进牛奶,病情好转,可逐渐增加稀饭、面条等,切忌过早给予刺激性、多渣、多纤维的食物,不要吃生冷食品,多吃点生大蒜;③保护肛门,由于大便次数增多,肛门受多次排便的刺激,皮肤容易溃烂、破皮,因此每次便后,用软卫生纸轻轻按擦后用温水清洗,涂上凡士林油膏或抗生素类油膏;④按时服药,要坚持按照医生嘱咐服药 7～10 天,不要刚停止腹泻就停止服药,这样容易使细菌产生抗药性,很容易转为慢性痢疾。[①] (2)慢性菌痢(起病速度慢)患者:①饮食上注意少吃生冷食物,病情较重者应采用少油、少渣、高蛋白、高维生素食物,如豆浆、蛋汤、瘦肉末、菜泥等,设法改善全身营养状况;②不要过于劳累,腹部要注意保暖,防止着凉感冒,因为身体抵抗力降低会使病情加重,要进行力所能及的各种体育锻炼以增强体质,如散步、体操等。

---

① 贾辅忠,李兰娟主编.感染病学.南京:江苏科学技术出版社,2010.

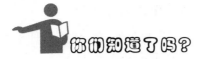

1.畅畅"瘦身"期间有哪些表现?

2.如果家里人患细菌性痢疾,我们应该怎样作好家庭护理?

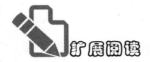

### 家庭健康小助手——避污纸

避污纸为备用的清洁纸片,也就是手弄脏以后用来擦手的纸。避污纸的使用方法:将清洁的纸裁成方块(一般约4cm×10cm左右即可),串在一起挂在墙上,从前边往后使用;注意这些纸要保持清洁,脏手拿避污纸时,要从中间抓取,注意不要污染了下页的纸;使用时要注意纸的正反面,即清洁面、污染面,如脏手拿的一 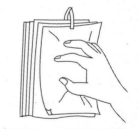 面不要污染了取物的净面;湿手不要使用避污纸;一张纸只能使用一次,用完的避污纸要放在固定的纸篓里或大纸口袋里,待最后一并烧掉。

# 二、健康饮食，你做到了多少？
## ——细菌性食物中毒

 **案例**

　　2006 年 10 月 11 日，广东中山大学附属小学发生了食物中毒事件，当天有 52 名师生入院治疗。截至 12 日中午 12 时，前往医院就诊的中毒者增加至 246 人次。

　　10 月 11 日上午 9 时 15 分，学生如常进食课间餐。课间餐为豆浆和红豆糕，配送单位是广州市鸿毅食品有限公司。午休后，约 14 时 40 分，有个别同学提出身体不舒服，班

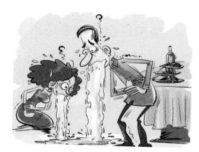

主任马上带学生到附小卫生室，之后陆续有三四位同学反映身体不太舒服，个别出现呕吐现象。附属小学有关领导马上向中山大学门诊部报告，组织教师送学生到门诊部就诊，同时向区教育局、卫生防疫部门和学校有关部门汇报，并通过校园广播向教师和学生通报了情况。截至 15 时，共 52 位同学到医院就诊，症状主要表现为呕吐、腹痛，偶有轻度发烧（体温未超过 38℃）。

　　经过省、市、区疾控中心和卫生监督所根据现场流行病学调查的结果，结合患者的潜伏期、临床表现及实验室检测结果，

该事件是一起由金黄色葡萄球菌引起的食物中毒爆发事件。

 **互动讨论**

同学们周围发生过类似的事情吗？

大家对细菌性食物中毒有多少了解呢？在日常生活中我们应该如何来避免此类事件的发生呢？

 **知识加油站**

### 1.什么是细菌性食物中毒呢？

细菌性食物中毒是指由于进食被细菌或其细菌素污染的食物，而引起的急性中毒性疾病。它的潜伏期短，超过 72 小时发病可基本排除为细菌性食物中毒。因为食物中所含致病细菌的种类不一样，所以不同细菌性食物中毒的潜伏期也不一样。

常见的引起细菌性食物中毒的细菌，有沙门氏菌、副溶血性弧菌、葡萄球菌、肉毒杆菌以及大肠杆菌。沙门氏菌喜欢隐藏在牛肉、猪肉、蛋类、火腿等食物中。葡萄球菌常污染的食物有剩饭、熟肉、牛奶、糕点等。副溶血性弧菌是一种嗜盐杆菌，广泛存在于海产品及腌制的肉类中，对酸和热极敏感，在普通食醋中放 3～5 分钟，或加热至 56℃后 5 分钟即可死亡。肉毒杆菌在罐头或罐装食品以及腊肠、火腿、各种酱类食品中，可大量繁殖并产生毒素，毒性极强，对胃酸有抵抗力，对热敏感，煮沸 2～20 分钟可被破坏。大肠杆菌主要附生在人或动物的肠

道中,如果在水和食物中检测到此种细菌,则表明水和食物已
受到粪便的污染。

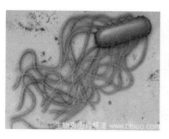

沙门氏菌

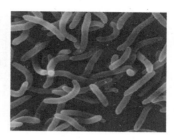

副溶血性弧菌

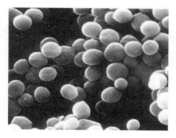

金黄色葡萄球菌

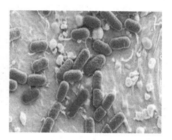

大肠杆菌

## 2.流行情况知多少?

传染源:带菌的动物,如家畜、家禽及其蛋品、鱼类及野生
动物等,为本病的主要传染源。

传播途径:食品本身带菌,或在加工、贮存过程中的各个环
节被污染,附着的细菌及其毒素可通过消化道进入人体。苍
蝇、蟑螂亦可作为沙门氏菌、大肠杆菌污染的传播媒介。

易感人群：人群普遍易感，且病后无明显免疫力，所以人人都需要关注自身的饮食健康。

本病在5～10月发病较多，7～9月尤其容易发生，这和夏天气温高、细菌易于大量繁殖密切相关。通常因为食物采购时的疏忽（如食物不新鲜或为病死畜肉）、保存不好（各类食品混合存放或贮存条件差）、烹调不当（肉块过大、加热不够或凉拌菜）、生熟刀板不分或剩余物处理不当而引起。节日聚餐时饮食卫生监督不严，最容易发生大型的食物中毒事件。

### 3. 食物中毒后有哪些表现？

进入体内的细菌和毒素，可引起人体剧烈的胃肠道反应，临床表现以急性胃肠炎为主，如恶心、呕吐、腹痛、腹泻等。腹泻严重者可导致脱水、酸中毒甚至休克。

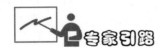专家引路

### 1. 怎样进行预防？

控制细菌性食物中毒的关键在于预防。搞好饮食卫生，防止病从口入，不要吃不新鲜的食物。在日常生活中应注意以下几点：

（1）购买鱼、肉、海鲜等生鲜食物时，首先要注意其新鲜度，若在超市购买，注意其储藏柜是否够冷。购买鲜鱼时，要注意鱼的黑眼珠是否发亮；若眼睛充血，就不算新鲜了。购买后，尽

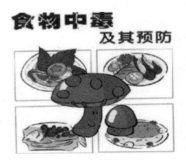

食物中毒及其预防

快回家冷藏,以保食物新鲜,不要在路上耽搁太久。

（2）为了避免熟食受到生食交叉污染,生食与熟食应该分开处理。家中至少要准备两块菜板,一块处理生的鱼、肉、海鲜,另一块处理新鲜食材和熟食。这样就可以避免生、熟食的交互感染,减少食物中毒的风险。同时,厨房里所用的刀及菜板,必须彻底洗烫干净,彻底消灭可能污染食物的细菌。

（3）烹调食物时,要煮至全熟才吃,尤其是海鲜、鱼、肉类等食物,要尽量烹调至熟透再吃。

（4）不鼓励吃剩饭及剩菜。做饭菜时,应该按就餐人数作好计划,现做现吃,避免剩饭剩菜。隔夜的饭菜营养素所剩无几,若真要吃,食前还要加热煮透。切记,冰箱并非保险箱,不应该把食物贮存在冰箱内太久。

（5）处理任何食物前,都应记得先把双手洗干净。消灭苍蝇、鼠类、蟑螂和蚊类等传播媒介,不在食堂附近饲养家畜家禽。

（6）若确诊或疑似沙门氏菌、葡萄球菌感染者及带菌者,应暂时调离饮食工作单位,并予以适当治疗。

### 2.患病后该怎么办?

食物中毒者最常见的症状是剧烈的呕吐、腹泻,同时伴有中上腹部的疼痛。盛夏时节,如果出现饭后肚子痛,进而拉肚子,甚至上吐下泻,是怎么回事呢? 大家千万不要惊慌失措,应冷静地分析发病的原因,多半是由于吃的食物不当而引起的。针对引起中毒的食物以及吃下去的时间长短,可采取不同的措施。轻者可卧床休息,多饮盐开水,密切观察

97

病情变化,并及时采取如下三点应急措施:

催吐。如食物吃下去的时间在 1～2 小时内,可采取催吐的方法。

导泻。如果中毒者吃下去中毒的食物时间超过两小时,且精神尚好,则可服用些泻药,促使中毒食物尽快排出体外。

解毒。如果是吃了变质的鱼、虾、蟹等引起的食物中毒,或是误食了变质的饮料或防腐剂,最好的急救方法是用鲜牛奶或其他含蛋白质的饮料灌服。

在治疗过程中,要对食物中毒者进行良好的护理,尽量使其安静,避免精神紧张,注意休息,防止受凉,同时补充足量的淡盐开水。对高热患者,可进行物理降温,吐泻不止者,应选择禁食。

### 食物中毒应对策略

食物中毒不要慌,有效处理是保障。

恶心无力或腹痛,尽快吐出胃中物。

不吐采用催吐术,医院治疗别延误。

及时报告很关键,吃剩食物不要扔。

留着检验找病因,健康饮食最重要。

你们知道了吗?

1.生食与熟食分开切的好处是什么?

2.发生细菌性食物中毒后有哪些表现呢?

3.什么季节好发细菌性食物中毒呢?

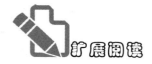

## 你洗过环保袋吗？①

我们从小被教育要勤洗手，原因就是环境中有很多可能危及健康的东西，看似干干净净的地方，或许正是致病微生物肆意生长的温床。想必你能说出不少这样的例子：公共场所的各种扶手、遥控器、鼠标键盘……可是购物或买菜时使用的环保袋，它们的干净程度又怎样呢？

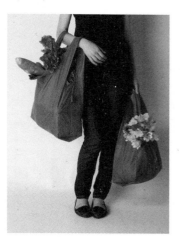

前段时间，有研究小组发表了一篇研究报告。内容是对美国旧金山、洛杉矶、图森这三个城市里环保袋卫生状况的调查。研究结果表明，重复使用后的环保袋，被检出大量的沙门氏菌、弯曲杆菌和大肠杆菌，这给公众健康带来了潜在的风险。研究发现有97%的受访者从未清洗过环保袋，这一做法将导致环保袋上滋生出为数众多的来自食物的微生物。这些病原体，有些可能是因为生鲜食品的包装破损而扩散到环保袋中的，有些则因为生鲜食品包装环节中的疏忽而存在于包装表面的。

---

① 摘自科学松鼠会·细菌专题·游识猷 2010 年博文，http://songshuhui.net/archires/39995.

如果你用某个环保袋装过生肉,不久又用它装零食、熟食、衣服、玩具……那么,交叉污染几乎无可避免。主持这项研究的亚利桑那大学教授 Gerba 建议,消费者至少每周给自己的环保袋消一次毒。

　　当然别把"给环保袋消毒"想得太复杂。研究者发现,手洗或机洗,就能除去 99.9% 以上的细菌。小小的行动,将对我们的健康大大有益,所以勤洗你们的环保袋吧!

# 三、阿凡提妻子的"冷热态度"
## ——伤寒

阿凡提一进门，妻子便热情地对他说："阿凡提，听说邻居家的女儿得了伤寒病，这伤寒病到底是什么症状啊？"

"伤寒病的症状就像你呀！"阿凡提说。

"你胡说什么呀？"妻子不高兴地说。

101

"你看，刚才还挺热情的，这会儿就冷起来了。伤寒的症状就是忽冷忽热的。"阿凡提回答说。[1]

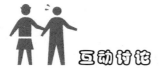

哦，伤寒的表现真是这样的？带着这个疑问，让我们好好来认识一下伤寒！

---

[1]　本故事与图片来自《阿凡提》故事集。

知识加油站

### 1.什么是伤寒?

伤寒是由伤寒杆菌引起的急性传染病,以持续菌血症,网状内皮系统受累,回肠远端微小脓肿及溃疡形成基本病理特征。典型的临床表现包括持续高热、腹部不适、肝脾肿大、白细胞低下、部分病人有玫瑰疹和相对缓脉。本病又称为"肠热病"。

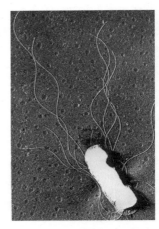

伤寒杆菌在自然界中的存活力较强,在水中一般可存活 2～3 周,在粪便中能维持 1～2 个月。伤寒杆菌只感染人类,在自然条件下不感染动物。

伤寒杆菌随污染的水或食物进入消化道后,一般可被胃酸杀灭。伤寒杆菌随血流入肝、脾、胆囊、肾和骨髓后继续大量繁殖,再次进入血流,引起第二次严重菌血症,并释放强烈的内毒素,产生发热、全身不适等临床症状,出现皮肤玫瑰疹和肝脾肿大等,此时相当于病程的第 1～2 周,毒血症状逐渐加重。病程第 4 周开始,伤寒杆菌从血流与脏器中逐渐消失,肠壁溃疡渐趋愈后,疾病最终获得痊愈。[①]

 102

---

① Crump JA, Luby SP, Mintz ED. The Global Burden of Typhoid Fever. Bull World Health Organ. 2004 May. 82(5):346～353.

## 2.伤寒是怎么传播的呢?

传染源:病人及带菌者。病人从潜伏期开始可从粪便排菌,从病程第 1 周末开始,可从尿中排菌,整个病程中均有传染性,尤其以病程的第 2～4 周内传染性最大。

传播途径:伤寒杆菌随病人或带菌者的粪、尿排出后,通过污水、食物、日常生活接触和苍蝇、蟑螂等媒介传播。

易感人群:任何人都能感染伤寒,特别是青少年儿童、年老体弱者以及免疫力低下者,在流行爆发时更容易感染。患伤寒病后,可获得持久性免疫,再次患病者极少。

流行情况:本病终年可见,但以夏秋季最多。发病高峰在北方地区常较南方迟 1～2 个月。近年来,我国各地发病率降低,其流行高峰已较为平坦。本病以儿童和青少年居多,近年来,儿童及幼儿发病有相对增多的趋势,15 岁以下的病人可占总例数的 35%～60%。

## 3.患伤寒后有哪些表现呢?

如果你觉得自己出现了发热、头痛、全身不适、食欲减退、腹胀、便秘和轻度腹泻等症状,那么你有可能患上了伤寒。你的体温可能会上升(体温逐渐上升,可高达 40℃以上,发烧可持续 14 天以上)。常急性起病,有持续发热、食欲减退、腹痛、便秘、表情淡漠、嗜睡、烦躁、鼻出血、舌苔厚、腹胀及肝脾肿大等症状,而缓脉及玫瑰疹少见。典型伤寒分为四个阶段:

阶段一:病程第 1 周。起病大多缓慢(75%～90%),发热是最早出现的症状,常伴有全身不适、乏力、食欲减退、咽痛与咳嗽等症状。5～7 天内病情逐渐加重,体温达 39℃～40℃。发热前有畏寒而少寒战、退热时出汗不显著等表现。

阶段二:病程第 2～3 周。高热持续不退,持续约 10～14 天。消化系统症状:食欲减退,较前更为明显,舌尖与舌缘的舌质红、苔厚腻、腹部不适、腹胀、多有便秘,少数则以腹泻为主。神经系统症状:患者精神恍惚、表情淡漠、呆滞、反应迟钝、听力减退,重者可有妄想、昏迷或出现脑膜刺激征(虚性脑膜炎)。脾肿大于病程第 6 天开始,少数患者肝脏亦可能肿大(30%～40%)、质软或伴压痛,重者出现黄疸。皮疹病程 7～13 天,部分患者(20%～40%)的皮肤出现淡红色小斑丘疹,主要分布于胸、腹,也可见于背部及四肢,多在 2～4 天内消失,多发生于出汗较多者。

阶段三:病程第 3～4 周。病情已经开始好转,体温开始下降,食欲逐渐好转,腹胀逐渐消失,脾肿开始回缩。这个阶段证明患者对伤寒杆菌的抵抗力逐渐增强。

阶段四:病程第 4 周末开始。体温恢复正常,食欲好转,一般在 1 个月左右完全恢复健康。[1]

### 4.伤寒还会引起其他什么疾病? 怎样治疗呢?

肠出血:卧床休息、禁食或食用流质食品、输血、观察血压。

肠穿孔:禁食、胃肠减压、输液、抗感染,必要时手术,观察生命体征。

溶血尿毒综合征:按急性溶血和急性肾衰处理。

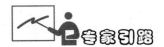专家引路

### 1.如何预防伤寒呢?

控制传染源:及早隔离、治疗患者,体温正常后 15 天可解

---

[1] Parry CM, Hien TT, Dougan G, White NJ, Farrar JJ. Typhoid fever. N Engl J Med. 2002 Nov 28. 347(22):1770～1782.

除隔离；患者的便器、食具、衣服、生活用品等均需消毒处理；饮食业从业人员定期检查，及时发现带菌者，并将带菌者调离饮食服务业工作。慢性带菌者要进行治疗：首选氟喹诺酮类（疗程 4 周），次选复方磺胺甲基异恶唑（疗程 1～3 个月），并予以监护和管理。

切断传播途径：这是预防本病的关键性措施。应配合相关部门开展爱国卫生运动，做好卫生宣教；搞好"三管一灭"，即水源、饮食卫生和粪便的管理，消灭苍蝇。养成良好的卫生习惯，不喝生水（桶装纯净水尽量加热饮用），饭前便后要洗手，不随地大小便，不乱倒垃圾。不吃腐烂变质的食物和瓜果，生食的瓜果一定要洗干净，最好用消毒剂浸泡后食用。剩饭剩菜、海产品等食用前一定要烧熟煮透。不要到卫生条件差的摊点、餐馆就餐或吃烧烤之类的东西。厨房要有防蝇设备，安装纱门纱窗。

提高人群免疫力：易感人群应进行预防接种。近几年来，口服伤寒菌苗的研究有了较大的发展，例如，口服减毒活菌苗 Ty21A 株的疫苗，保护效果可达 $50\%～96\%$，副作用也较低。此外，注射用的多醣菌苗（外膜抗原－Vi）在现场试验中，亦初步证明有效。

### 2. 如果得了伤寒，我们要怎么做呢？

确诊患者：确诊的伤寒、副伤寒病人，要及时到正规医院接受隔离及正规治疗。

对症处理：高热时，酌用冰敷、酒精拭浴等物理降温方法，不宜用大量退热药，以免虚脱；烦躁不安者，可用安定等镇静剂；禁用泻药，腹胀时给予少糖低脂肪饮食。

隔离与休息：患者应按肠道传染病隔离处理，严格卧床休息。

护理与饮食：注意观察体温、脉搏、血压、腹部情况，以及大便性状的变化；注意保持口腔及皮肤清洁；应给予易消化、少纤维的营养丰富饮食；发热期，可给予流质或半流质食物，多进水，每日约 2000～3000mL（包括饮食在内），以利毒素排泄；如因病重不能进食者，可用 5％葡萄糖生理盐水静脉滴注；恢复期患者食欲好转明显，可开始进食稀饭或软饭，然后逐渐恢复正常饮食；饮食恢复必须循序渐进，切忌过急。

保护自身：病人排泄物、衣物、食具和其他污染物品、场所，要随时进行消毒；可采用煮沸或 84 消毒液、漂白粉等含氯消毒剂浸泡、洗擦；家庭成员、陪护人员及其他密切接触者，服用复方新诺明、阿莫西林等药物，一般情况下，成人服药 5 天，儿童服药 3 天。

治疗药物的选择：氟喹诺酮类药物为首选，如氧氟沙星、环丙沙星，也可选择第二代或者第三代头孢菌素。[①]

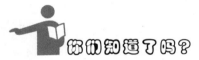 你们知道了吗？

1. 帮助阿凡提告诉他妻子患伤寒后还有哪些表现？

2. 引起伤寒的细菌是什么？

3. 帮助阿凡提告诉邻居怎样预防伤寒？

4. 如果自己或家人患伤寒，我们应该怎样选择药物？

---

① Steinberg EB, Bishop R, Haber P, Dempsey AF, Hoekstra RM, Nelson JM, et al. Typhoid Fever in Travelers: Who Should be Targeted for Prevention? Clin Infect Dis. 2004 Jul 15, 39(2): 186～191.

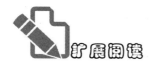 扩展阅读

## 伤寒玛丽的故事

"伤寒玛丽"本名叫玛丽·梅伦(Mary Mallon),1869 年生于爱尔兰,15 岁时移民美国。起初她给人当女佣。后来,她发现自己很有烹调才能,于是转行当厨师,拿到比做女佣高出很多的薪水。玛丽对自己的处境非常满意。

1906 年夏天,纽约的银行家华伦带着全家去长岛消夏,雇玛丽做厨师。8 月底,华伦的一个女儿最先感染了伤寒。接着,华伦夫人、两个女佣、园丁和另一个女儿也相继感染。他们消夏的房子住了 11 个人,有 6 个人患病。华伦深为焦虑,他想方设法找到了有处理伤寒疫情经验的工程专家索柏。索柏将目标锁定在玛丽身上。他详细调查了玛丽此前 7 年的工作经历,发现 7 年中玛丽换过 7 个工作地点,而每个工

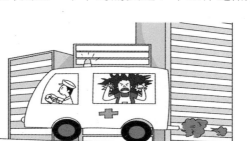

作地点都爆发过伤寒病,累计共有 22 个病例,其中 1 例死亡。索柏设法得到玛丽的血液、粪便样本,以验证自己的推断。但这非常棘手,索柏对此有过精彩的描述:"我找到玛丽,尽量使用外交语言,但玛丽很快就作出了反应。她抓起一把大

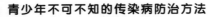

叉子,朝我直戳过来。我飞快地跑过又长又窄的大厅,从铁门里逃了出去。"玛丽当时反应强烈,因为在她那个年代,"健康带菌者"还是一个闻所未闻的概念,她自己身体很棒,说她把伤寒传染给了别人,简直就是对她的侮辱。后来,索柏试图通过地方卫生官员说服玛丽,没想到,这更惹恼了这个倔脾气的爱尔兰裔女人,她将他们骂出门外,宣布他们是"不受欢迎的人"。最后,当地的卫生官员带着一辆救护车和5名警察找上门。这一次,玛丽又动用了大叉子。在众人躲闪之际,玛丽突然跑了。警察后来在壁橱里找到了她,5名警察把她抬进救护车送往医院。一路上的情景就像"笼子里关了头愤怒的狮子"。医院检验结果证实了索柏的怀疑。玛丽被送入纽约附近一个名为"北边兄弟"的小岛上的传染病房。但玛丽始终不相信医院的结论,两年后她向卫生部门提起诉状。

1909年6月,《纽约美国人报》刊出一篇有关玛丽的长篇报道,文章十分煽情,引起公众一片唏嘘,卫生部门被指控侵犯人权。1910年2月,当地卫生部门与玛丽达成和解,解除对她的隔离,条件是玛丽同意不再做厨师。这一段公案就此了结。

1915年,玛丽已经被解除隔离5年,大家差不多都把她忘了。这时,纽约一家妇产医院爆发了伤寒病,25人被感染,2人死亡。卫生部门很快在这家医院的厨房里找到了玛丽,她已经改名为"布朗夫人"。据说玛丽因为认定自己不是传染源才重新去做厨师的,毕竟做厨师挣的钱要多得多。但无论如何,这次公众对玛丽的同情心却消失了。玛丽自觉理亏,老老实实地回到了小岛上。医生对隔离中的玛丽使用了可以治疗伤寒病的所有药物,但伤寒病菌仍一直顽强地存在于她的体内。玛丽渐渐了解了一些传染病的知识,积极配合医院的工作,甚至成了医院实验室的义工。1932年,玛丽患中风半身不遂,6年后去世。

　　玛丽的遭遇曾经引起一场有关个人权利和公众健康权利的大争论,加上玛丽本人富有戏剧色彩的反抗,使这场争论更加引人注目。争论的结果是,大多数人认为应该首先保障公众的健康权利。美国总统因此被授权可以在必要的情况下宣布对某个传染病疫区进行隔离,这一权力至今有效。

　　玛丽·梅伦以"伤寒玛丽"的绰号名留美国医学史。今天,美国人有时会以开玩笑的口吻称患上传染病的朋友为"伤寒玛丽";由于故事中的玛丽·梅伦总是不停地更换工作地点,那些频繁跳槽的人,也会被周围的人戏称为"伤寒玛丽"。

# 四、都是毛蚶惹的祸
## ——甲型肝炎

 案例

　　1988 年 1 月 18 日，上海唐家湾医院来得最多的是上吐下泻的病人，共 43 例。一天后，人数迅速上升，速度之快超出了想象，达到 134例。和唐家湾医院一样，上海的其他医院里也是大量市民涌进，他们大多伴有身

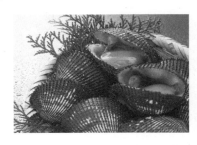

体发热、呕吐、厌食、乏力、脸色发黄等典型的症状。在随后的短短一个月时间里，上海市区就有 30 多万人传染上了这种病，大部分是青壮年，其中 11 人死亡。卫生部门证实这就是甲肝，随即上海市卫生局组织的临床调查显示，85％的甲肝病人在病发前曾食用过毛蚶，且发病时间比较集中，家庭中有两个人以上发病的情况很多，由此认定和食毛蚶有很大的关系。后来，复旦大学公共卫生学院俞顺章教授带领科研人员在毛蚶体内找到了甲肝病毒，以直接证据证实了毛蚶就是甲肝的罪魁祸首。

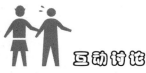 互动讨论

　　虽然不是每个地方都有食用毛蚶的习惯，但是甲肝的感

染风险是一直都存在的哦！究竟我们是怎样感染上甲肝的呢？就让我们一起来了解一下吧！

## 知识加油站

### 1. 什么是甲型肝炎？

甲型病毒性肝炎（简称甲肝）是由甲肝病毒（HAV）引起的一种病毒性肝炎，主要是经"粪—口"途径感染，即由病人的潜伏期或急性期粪便、血液中的甲肝病毒等污染水源、食物、用具及生活密切的人，接触后经口进入胃肠道而传播。甲肝病毒对各种外界因素有较强的抵抗力，可以在淡水或咸水生存达 12 个月之久，亦可生存于食物内数天以上，能通过各种污染物品（手、日常用品、衣物、被单等）以及水和食物传播，也可经苍蝇携带而传播。

### 2. 甲型肝炎是怎样传播的呢？

传染源：经甲肝病毒污染的水、食物、器具，以及甲肝患者，都是甲型肝炎的传染源。

传播途径：(1)日常生活接触传播，这是甲肝最主要的传播方式，主要通过被甲肝病毒污染了的手、食具、用具和玩具等再污染食物后经口传入而感染；(2)水源传播，这是引起甲肝爆发流行的主要传播方式，多发生于暴雨和雨季之后，患者的粪便、唾液、呕吐物等排泄物，因雨水的冲刷污染周围环境，尤其是水源；(3)食物传播，主要是食用了被污染的食物引起的，特别是未经蒸煮就生吃的瓜果与蔬菜，或煮得半生半熟的贝壳类海产品，如牡蛎、蚬子、蛤蜊和毛蚶等。

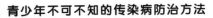 

易感人群[①]:(1)凡是未感染过甲肝病毒的人,无论儿童还是成人都是易感者;(2)经常到甲型肝炎高度流行地方旅游的人士,较容易接触受到污染的食物而可能受感染,经常进食未经煮熟的贝壳类海产食物者,受甲型肝炎感染的机会较大;(3)不良个人习惯和卫生习惯的人群。在我国以学龄前儿童发病率最高,青年次之。

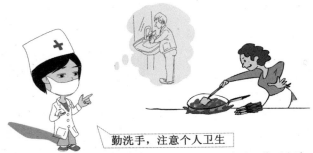

勤洗手,注意个人卫生

要预防甲肝,必须注意饮食卫生,要勤洗手,菜要先洗干净,水产品一定要做熟了再吃。

### 3.甲型肝炎有哪些表现呢?

甲肝病情初发时,病人会出现疲乏无力、不想吃饭、小便颜色加深呈浓茶状,有时伴有发烧等症状,严重时眼睛、皮肤发黄,少数病例以发热、头痛、上呼吸道症状等为主要表现。一旦出现上述症状,应立即到医院检查。

甲肝为自限性疾病,能完全治愈。但是目前发现甲型肝炎有许多并发症,其中爆发性甲型肝炎是最严重的一种,死亡率为50%。甲型病毒性肝炎比较常见的并发症还有胆囊炎、心包炎,有皮疹者占9.7%,出现蛋白尿者占33%,关节酸痛者占38.6%,可能与感染 HAV 后病人血清中有短暂的免

① 王宇明.感染病学.第2版.北京:人民卫生出版社,2011.

疫复合物形成有关。还有一些患者伴有肝性脑病、再生障碍性贫血、病毒性心肌炎、格林巴利综合征等。

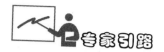专家引路

### 1.我们怎么预防呢?

改善居住条件,普及卫生常识,搞好环境及个人卫生。

管理好传染源,早期发现患者,特别是在甲肝流行区,不仅要隔离现症患者,更重要的是早期发现并隔离现症患者周围的隐性感染者。

切断传播途径,是预防本病的重要环节。加强饮食、水源及粪便的管理,养成良好的卫生习惯,饭前便后用肥皂洗手,共用餐具消毒,最好实行分餐,生食与熟食切菜板、刀具和贮藏容器均应严格分开,防止污染。

接种甲肝减毒活疫苗及灭活疫苗。甲型肝炎疫苗注射计划共包括两次注射,第二次疫苗注射通常在第一次注射后的 6～18 个月内进行;在接受第一次疫苗注射之后,人体通常需要一个月时间才能产生足以抵御甲型肝炎病毒的抗体。密切接触者应于接触后一周内肌肉注射丙种球蛋白。

### 2.如果得了甲型肝炎,我们要怎么做呢①?

因本病有自限性,也就是说,我们通过自己的免疫系统就可以完全清除病毒,恢复机体功能。目前尚无有效抗病毒疗法,故以对症支持疗法为主,比如注意休息、多饮水、快速退烧、适当锻炼等。但是切记不能因此大意,要积极治疗,因

① 方之勋.肝炎有问必答.南京:江苏科学技术出版社,2003.

为每100个甲肝患者中会有一个人死亡。

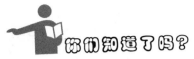 你们知道了吗？

1. 甲型病毒性肝炎最严重的并发症是什么？

A. 爆发性甲型肝炎          B. 胆囊炎

C. 皮疹                    D. 心肌炎

2. 甲型肝炎的传播属于什么类型的传播方式？

A. 粪—口                  B. 空气飞沫传播

C. 性传播                  D. 血液传播

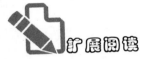 扩展阅读

　　爱吃火锅、烧烤的朋友要注意：甲型肝炎病毒的生存能力很强，在60℃的水中，可以存活一个小时，即使经过十多个小时，也只有一部分被杀死，如果人食用了这种半生不熟的食物或温水就可能被感染；而当水、食物被加热到100℃时，只要一分钟就可以将其中的甲型肝炎病毒全部杀死，所以预防甲型肝炎其实很简单，只要不喝生水、不生吃食物，尤其是海产类食物如蚌、蚝之类，就可放心。

　　在吃火锅的时候，一定要将肉切薄烫熟；海鲜类更是要多煮片刻，不能一变颜色就吃；蔬菜类也不能大意，要多冲洗几次；最好是到安全检疫更有保障的市场购买火锅用料。

# 五、病从口入
## ——戊型肝炎

## 我国戊肝疫苗全球率先上市

2012年2月29日科技部获悉,我国研制的国际上首个戊肝疫苗已拿到新药证书,这是我国罕见的拥有核心自主知识产权和高度垄断性的源头创新性生物药物。这一疫苗至少领先国外其他同类产品5年以上。戊型肝炎疫苗已完成国际上首个Ⅲ期临床研究,临床试验中,受试疫苗对所有年龄和性别的试验组都表现出100%的保护率。重组戊肝疫苗已于去年12月拿到新药证书,它是控制戊型肝炎病毒在世界范围内传播的新方法。戊肝疫苗落户厦门市海沧生物医药园区进行生产,2012年6月人们就能用上戊肝疫苗了。

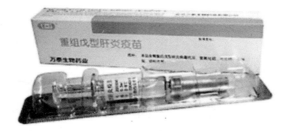

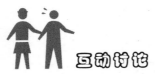 互动讨论

同学们,戊肝和甲肝有什么区别呢? 就让我们从下面的介绍中来获取答案吧!

 知识加油站

### 1.什么是戊型肝炎?

戊型病毒性肝炎(简称戊型肝炎,戊肝)由戊型肝炎病毒(HEV)感染引起,其流行特点似甲型肝炎,经"粪—口"(包括动物粪便)途径传播,具有明显的季节性,多见于雨季或洪水之后,无慢性化,预后良好。戊肝与甲肝相比,具有以下几个突出特征:(1)多发于高温多雨季节,尤其在洪涝灾害后,水源受到粪便广泛污染的地区;(2)流行与水源污染程度有关;(3)潜伏期较长,多在 2～9 周之间,平均为 6 周;(4)患者发病年龄较大,以 20 岁以上的青壮年发病率最高;(5)戊型肝炎多数病例症状较轻,黄疸也不是太重。

### 2.戊型肝炎的传播环节是怎样的呢?

传染源:戊肝患者和戊肝病毒携带者,以及携带有戊肝病毒的动物。

传播途径:主要经"粪—口"渠道传播,多是水源、食物被粪便污染所导致的;输血、生活接触也是其传播途径。

易感人群:人群普通易感,但青壮年发病率较高。

### 3.戊型肝炎都有哪些表现呢?

潜伏期 10～60 日,平均 36 日,一般起病急,黄疸多见。半数有发热,伴有乏力、恶心、呕吐、肝区痛等症状,约 1/3 有关节痛。常见胆汁淤积状,如皮肤瘙痒、大便色变浅症状较甲型肝炎明显。多数肝肿大,脾肿大较少见。大多数病人黄疸于 2 周左右消退,病程 6～8 周,一般不发展为慢性。孕妇感染 HEV 病情重,易发生肝功能衰竭,尤其妊娠晚期病死率高(10％～39％),可见流产与死胎,其原因可能与血清免疫球蛋白水平低下有关。

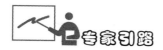

### 1.如何预防戊型肝炎呢?

与甲型肝炎相同,戊型肝炎的预防主要采取以切断传播途径为主的综合性措施。预防经水传播,主要是保护水源,防止粪便污染;注意食品卫生,改善卫生设施和讲究个人卫生也很重要。养成良好的卫生习惯,防止"病从口入",是预防戊肝的重要措施。

### 2.如果得了戊型肝炎,我们要怎么做呢?

原则:以适当休息、合理营养为主,选择性使用药物为辅;应忌酒、防止过劳及避免使用损肝药物;用药要宜简不宜繁。

(1)早期严格卧床休息最为重要,症状明显好转可逐渐增加活动量,以不感到疲劳为原则。

(2)饮食以合乎患者口味、易消化的清淡食物为宜;应含多种维生素,有足够的热量及适量的蛋白质,脂肪不宜限制过严。

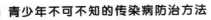

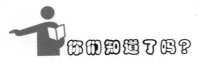

1.戊肝和甲肝的传播途径是一样的吗？

2.戊肝能不能通过疫苗来预防呢？

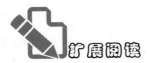

## 六步洗手法

1.掌心相对,手指并拢相互摩擦。

2.手心对手背沿指缝相互搓擦,交换进行。

3.掌心相对,双手交叉沿指缝相互摩擦。

4.一手握另一手大拇指旋转搓擦,交换进行。

5.弯曲手指关节,在另一掌心旋转搓擦,交换进行。

6.搓洗手腕,交换进行。

# 第五篇
# 经接触传播的传染病

　　青少年朋友们,在信息化的现代社会,大家对艾滋病、乙肝、梅毒等传染病不再陌生了吧! 它们通常称为"经接触传播的传染病"。你离它们是近还是远呢? 这类疾病的传播不像感冒那样"中招于无形之中",也非食物中毒那样"祸从口入"。皮肤、血液、身体的近距离接触都有可能使我们"遭殃"哦! 不过,只要你坚持做到几点,你就会一辈子"远离"它们的!

　　此外,对于我们身边那些无辜受到感染的患者,我们要有同情和关爱之心,鼓励和帮助他们积极治疗,战胜疾病! 让我们携起手来,用我们的知识、智慧和爱心共建健康友爱的社会大家庭!

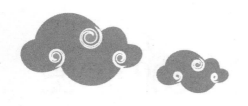
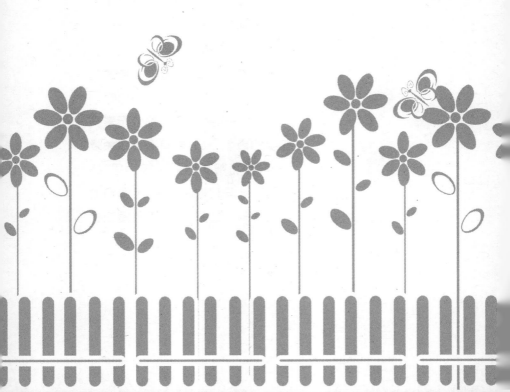

# 一、"爱情瘟疫"
## ——梅毒

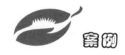

## 病从"口"入

正在读高三的小颖前两天一直处于极度的不安中,有关她姑妈的消息让她提心吊胆。到底发生什么事了呢?

小颖和她姑妈的感情一直很好。一周前,小颖去姑妈家里玩,玩到口渴的时候,毫无顾忌地直接用了姑妈的水杯。没过几天,当她再次去拜访姑妈时,因姑妈感觉身体不适,便让小颖陪她去看医生。在医院的检验科,小颖得知姑妈刚刚被查出患有梅毒! 由于自己大概知道梅毒是一种传染病,小颖一下子就慌了,因为她清楚地记得那天自己和姑妈一起共用水杯喝水。更糟糕的是,小颖当天口腔溃疡未愈,她很担心自己会不会恰好感染上梅毒呢!

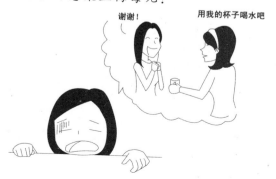

谢谢!　　　用我的杯子喝水吧

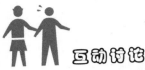

小颖到底有没有可能感染上梅毒呢？为什么呢？那就让我们一起阅读后面的内容,从中找到答案吧!

### 1.梅毒是什么?

梅毒是由梅毒螺旋体(TP)引起的一种慢性传染病,主要通过性接触和血液接触传播。梅毒螺旋体几乎可以侵犯人体所有器官,因此梅毒的临床表现也极为复杂,并可通过胎盘传播引起胎儿流产、早产、死产和胎传梅毒,危害性极大。

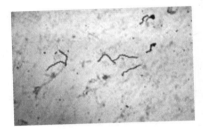

梅毒螺旋体

上述关于梅毒的定义告诉我们很多信息。首先,梅毒不是急性传染病。这意味着一个人得了梅毒可能会在很长一段时间内都没有症状。梅毒患者在没有合理医疗帮助的情况下,身体将不得不与梅毒进行长期斗争——这也是为什么在医疗技术不发达的古代,梅毒如此猖獗的原因之一。其次,感染上梅毒的唯一途径就是必须与梅毒患者有接触。通过接触患者含有梅毒螺旋体的体液,例如,性交、输血、接触沾染了患者体液的物品等,并且达到一定的浓度,梅毒螺旋体就会通过身体上的小伤口进入身体,进而引发人体患病。再者,梅毒螺旋体不仅仅会对生殖系统产生影响,同时还会对身体其他部位,比如皮肤、神经、骨骼等有破坏作用。最后,梅毒可以通过母体传给胎儿,所以梅毒患者孕育的后代很有可能也是梅毒患者。

### 2.梅毒螺旋体是什么?

梅毒螺旋体是导致我们得梅毒的罪魁祸首。因为它是由 8~14 个整齐规则、固定不变、折光性强的螺旋状结构构成的,所以称为"螺旋体"。它很小,至少要 100 个梅毒螺旋体头尾相连才能横跨一个针孔,如果是肩并肩,那么就要 5000 个才行。正因为它个头的"小巧",因此性交时使用安全套也不能保证百分之百不被感染。它很难被医学染料染上颜色,所以又称之为苍白螺旋体,不过由于它折光性很强,我们在显微镜下还是能够比较容易地观察到它。

梅毒螺旋体进入身体后,会通过各种方法让人体不能消灭它们:它们会假装成"良民",让免疫细胞不能识别;或者"躲"到人体细胞里面,可能降低人体免疫细胞的功能,甚至当它被免疫细胞"吃掉"后,还能够抵抗免疫细胞的"消化";它还能够破坏人体组织细胞里的成分,造成各种病变。

梅毒螺旋体离开人体后不易生存,煮沸、干燥、日光、肥皂水和普通消毒剂均可迅速将其杀灭。但其耐寒力强,4℃可存活 3 天,零下 78℃保存数年仍具有传染性。

### 3.梅毒都有哪些表现啊?

梅毒的分类多种多样。根据传播途径的不同可以分为获得性梅毒和先天性梅毒。前者指出生以后才感染的梅毒,

123

后者指在出生前就已感染。而这两类梅毒又有显隐性之分，每种梅毒又分为早期和晚期，症状各不相同。下面我们对梅毒的症状作一个初步的了解。

（1）后天梅毒

①一期梅毒：标志性临床特征是硬下疳。硬下疳是单发生长于生殖器上，无痛无痒、圆形或椭圆形，边界有清晰的溃疡；高出皮面，疮面较清洁，继发感染者分泌物多。

②二期梅毒：以二期梅毒疹为特征，有全身症状，在硬下疳消退后发生或与其同时存在；全身症状发生在皮疹出现前，有发热、头痛、骨关节酸痛、肝脾肿大、淋巴结肿大；3～5 日后好转；男性发生率约25％，女性约50％；接着出现梅毒

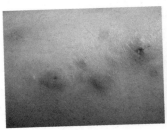
梅毒疹

疹，并有反复发生的特点；二期梅毒会对身体造成各种损伤，包括反复皮肤皮疹、脱发、关节炎、眼病等。

③三期梅毒：1/3 的显性梅毒螺旋体感染后会发生三期梅毒，其中，15％为良性晚期梅毒，15％～20％为恶性晚期梅毒。这一阶段的梅毒会造成皮肤黏膜损伤、关节包块、心血管疾病和神经损伤等。

（2）获得性隐性梅毒

后天感染梅毒，但是并没有症状或者症状暂时消退的情况称为获得性隐性梅毒。感染后 2 年内称为早期潜伏梅毒；感染后 2 年以上称为晚期潜伏梅毒。值得注意的是，这种情况并不是说明不具有传染力了，更不是说明梅毒好了；梅毒

还是在身体里,只是隐藏起来,等到身体虚弱的时候就会再次兴风作浪。

**（3）妊娠梅毒**

妊娠梅毒是指怀孕时发生显性或隐性梅毒,通过胎盘传染使胎儿染上梅毒。

**（4）先天显性梅毒**

①早期先天梅毒:患儿出生时即瘦小,出生后 3 周内出现症状。无硬下疳表现是先天梅毒的特征之一。患儿的症状包括皮肤苍白起皱、脱发、皮疹等,很容易辨别。

②晚期先天梅毒:多发生在 2 岁以后。一类是早期病变所致的骨、齿、眼、神经及皮肤的永久性损害,不会表现出梅毒活动;另一类则表现出梅毒活动,比如皮疹、角膜炎等等。

**（5）先天潜伏梅毒**

先天潜伏梅毒和后天潜伏梅毒的表现一样,但先天潜伏梅毒是出生前就已感染梅毒螺旋体。年龄小于 2 岁者为早期先天潜伏梅毒,大于 2 岁者为晚期先天潜伏梅毒。

### 4.怎么确定患上梅毒了呢?

关于梅毒,最重要的一点是要提高警惕,如果感觉身体不适,又恰好有过可能接触梅毒的经历,一定要及时去医院作相关检查。

不过目前已有一种可用于家中自行测试且简便快捷的梅毒测试片,无须到医院的化验所进行测试,可保障个人隐私。梅毒测试片的使用十分简便,只需将一滴新鲜血液滴进化验片检体垫片位置,15 分钟后即可显示测试结果为阳性或阴性。若测试者血液内含有梅毒抗体,便会显示阳性结果,而所呈现结果可维持 24 小时。测试结果准确度高达99.9%。若测试呈现阳性结果,请及早到正规卫生机构进行再次确诊并彻底治疗。

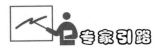 专家引路

### 1.梅毒的治疗

常用的驱梅药物有青霉素、头孢曲松钠、四环素类和红霉素类等。治疗梅毒不要有心理负担,也不要心存侥幸,一定要去正规的医院,严格按照医生的要求进行治疗。

### 2.梅毒的预防

杜绝不正当的性行为,提倡洁身自好。万一不慎有了可疑梅毒接触史,应及时作梅毒血清试验,以便及时发现、及时治疗。

 126

出门在外,应注意用具的消毒,可随身携带“肤阴洁”等进行清洗。

对性伴侣,应全面了解其性生活史和健康状况,若有可疑症状,应敦促其检查治疗。发现患病后应隔离治疗,严禁性生活。

如需献血,要去正规采血点,在献血前需作全面的血液检查,预防交叉感染;如需输血,需要输血单位出示所输血液的检查证明,防止不必要的麻烦发生。

正常性生活前,注意阴部清洗、消毒。

对可疑患梅毒的孕妇,应及时给予预防性治疗,以防止将梅毒感染给胎儿;已感染梅毒者,禁止发生性行为。

发现梅毒病人必须强迫进行隔离治疗。

晚期梅毒患者应注意劳逸结合,积极锻炼身体,保持良好的心态,以利康复。

患者应注意,在自己治疗的同时,性伴侣也应一同治疗。

### 3.注意事项

治疗要坚持早期进行、足量用药的原则。治疗期间,其配偶也需要进行检查,必要时应接受治疗。治愈后要求定期复查,有复发征兆时,抗生素的用量要加大。

注意生活细节,防止传染他人。

早期梅毒患者要求禁止房事,患病两年以上者也应该尽量避免性生活,发生性接触时必须使用避孕套。如果患者未婚,那么待梅毒治愈后方允许结婚。

患病期间不宜怀孕。如果患者发生妊娠,治疗要尽早开始。是否保留胎儿,应根据孕妇的意愿执行。

二期梅毒发生时会出现全身反应,此时需要卧床休息。患病期间注意营养,增强免疫力。

对妊娠妇女严格产前检查,以消除先天梅毒儿和减少胎儿病死率。

治疗后应定期随访,进行体格检查、血清学检查及影像学检查以考察疗效。一般至少坚持三年:第一年内每三个月复查一次,第二年内每半年复查一次,第三年在年末复查一次。梅毒螺旋体如果侵犯了神经系统,要每六个月进行一次脑脊液检查。

严禁使用不洁的血液制品或其他生物制品,严禁使用已用过的注射器,严格无菌操作。

严禁吸毒,避免共用注射针头。

注意药物的反应,必要时备好急救药物或急救设备。

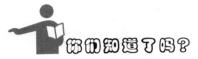你们知道了吗?

1.梅毒螺旋体可以通过哪些方法进入人体?

2.如果小颖觉得自己可能从姑妈那儿染上了梅毒,作为她的朋友,你准备怎样帮助她?

3.梅毒女性患者能否怀孕?

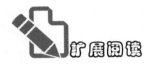扩展阅读

### "爱情温疫"

16世纪,意大利哲学家、医生吉罗拉莫·弗拉卡斯托罗用拉丁文写成一首题为《西菲利斯》或《高卢病》的诗歌,他在书中描述了一个叫"西菲利斯"的意大利牧羊人因得罪阿波罗神而被罚罹患一种性病。于是,后来人们就把梅毒叫做"西菲利斯"了。"西菲利斯"欧洲人写作"Syphilis",汉译作"梅毒"。根据

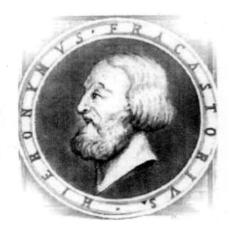

弗拉卡斯托罗

现有的资料,梅毒的原产地既非欧洲,也非亚洲与非洲,而是

欧洲人所说的新大陆——美洲。1492年,葡萄牙航海家——哥伦布踏上美洲的时候,正值那里流行一种性瘟疫,于是当他们返回欧洲的时候,这种瘟疫也乘势蔓延到欧洲。它就是后来肆虐世界的梅毒。先是西班牙、葡萄牙,接下来是法国、意大利、荷兰,在哥伦布把这种瘟疫带回欧洲的数年或数十年之后,绚烂的梅毒之花便开始在欧洲富有生命力地绽开了。战争又是播撒这种花朵的最有效的载体,例如,纵横欧洲的法国军队在拿破仑的带领下,不仅横扫了西班牙,还极富效率地把梅毒之花几乎插遍欧洲的每一个角落,即使是遥远而寒冷的莫斯科也不例外。"高卢病"(梅毒)的雅号在欧洲更是家喻户晓。不过欧洲人同时给梅毒起了个好听的昵称——"爱情瘟疫"。而西班牙与葡萄牙人堪称是传播梅毒不知疲倦的耕耘者,他们刚刚把这种瘟疫从美洲带回到欧洲,立即就迫不及待地携带着它乘船来到亚洲。他们给东方人带来的见面礼除了呼啸的炮弹之外,就是"西菲利斯"——梅毒。16世纪上半叶,梅毒沿着当年的海上丝绸之路,沿着欧洲殖民者的足迹,自西向东传播开来,印度、南洋、中国的东南沿海……当西班牙与葡萄牙这种老朽的海洋帝国有些破败之后,荷兰人便自告奋勇地顶替了他们在亚洲的空缺,之后又是英国人。

　　可以这么说,梅毒之所以能在全球流行,其原因完完全全是因为当时人们公共卫生意识的极端缺乏。对于人们来说,治疗梅毒的最佳方法不是各种药物,而是我们根本就不要去感染它。

# 二、它是怎么来的？
## ——淋病

案例

### 关节里的淋球菌

小王是一名大学生志愿者，他常常利用假期参加各种公益活动。这周末，小王准备参加一个由社区组织的关怀医院患者的行动。可是就在出发前，小王不小心割伤了手指。但为了不耽误活动，在没有

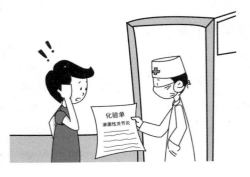

包扎伤口的情况下，小王便匆匆出发了。

到了医院，小王带着慰问品进了病房，随意地坐在一位淋病患者的床头，和他握手、拥抱，并畅快地聊了一个下午。

第二天，回到学校的小王很快就把割伤手的事丢到了脑后，立马进入了学习生活中。谁知不久后，小王便感觉自己关节疼痛，并出现了发热与皮肤出疹。又过了一周，小王的手、足关节都肿胀起来，十分难受。于是小王决定去医院检查一番。医生从肿胀的关节中抽出脓液化验，竟然诊断出小王患上了淋菌性关节炎！小王不明白，淋球菌怎么会窜到自己的关节里去了呢？

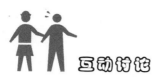

## 互动讨论

小王是怎么感染上淋病的呢？请同学们仔细阅读后面的内容，从下文中可以获得答案哦！

## 知识加油站

### 1.淋病的概念

淋病是由淋病奈瑟菌（淋球菌）引起的泌尿生殖系统的化脓性感染，也包括眼、咽、直肠感染和播散性淋球菌感染。淋病潜伏期短，传染性强，可导致多种并发症和后遗症。看了这个关于淋病的概念，我们能够得到什么信息呢？我们可以知道，淋病能够引起泌尿生殖系统化脓，说明会有流脓的症状；同时我们眼睛、咽喉和其他地方都有感染淋病的可能性；淋病发病快，如果怀疑感染而好几天都没发病的话，那就说明没有感染。

### 2.淋病奈瑟菌

奈瑟菌看起来像珍珠奶茶里面的珍珠，直径很小（0.6～0.8μm）。它适宜在潮湿、温度为 $35℃～36℃$、含 $2.5\%～5.0\%$二氧化碳的条件下生长，其生长的最适 pH 值为 $7.0～7.5$——看起来人体非常适合它的生长。

淋球菌有自溶现象，离开人体后，菌体可自行溶解——"自杀身亡"，即使不自溶，也会在短时间内失去传染性。淋球菌对外界理化因素的抵抗力相当差，较为娇嫩，最怕干燥。

131

但若附着于衣裤和被褥中,则能生存将近一天,在厚层脓液或湿润的物体上可存活数天,在 50℃仅能存活 5 分钟。淋球菌对常用的杀菌剂抵抗力很弱,在洁阴洗液作用下 1 分钟内全部被杀灭;淋球菌对可溶性银盐也很敏感。淋球菌对抗生素敏感,但是淋球菌能够通过变异获得抗药性,或者至少使药物的疗效下降,并且它正在对越来越多种类的抗生素产生这种免疫力。

淋病奈瑟菌因德国医生奈瑟发现而得名。

### 3. 淋病是怎么传播的?

传染源:淋病传染源为受感染的人。

传播途径:淋病主要通过性接触传染,偶尔也因接触含有淋球菌的分泌物或被污染的用具感染,而人是淋球菌的唯一天然宿主。

易感人群:女性(包括幼女)因尿道及生殖道短而易感;新生儿通过产道时,可因眼部感染引起新生儿淋菌性眼炎;妊娠期妇女感染可累及羊膜腔导致胎儿感染,这就是所谓的"胎毒"。

### 4. 临床症状

单纯性淋病。①淋菌性尿道炎:尿频、尿急、尿痛,很快尿道口红肿、有稀薄黏液流出,24 小时后转为黄色脓性,且量增多,一般全身症状较轻,少数有发热、全身不适、食欲缺乏等症状。②淋菌性宫颈炎:阴道分泌物增多、尿痛、非经期子宫出血、经血过多等,分泌物初为黏液性,后转为脓性。③淋菌性肛门直肠炎:轻者肛门瘙痒、有灼烧感,排出黏性和脓性分泌物;重者里急后重,排出大量脓性和血性分泌物。④淋菌性咽炎:轻度咽炎或扁桃体炎,咽干、咽痛和吞咽痛。⑤淋菌性结膜炎:成人感染多为单侧,新生儿多为双侧,表现为结膜充血,脓性分泌物较多,角膜呈云雾状,严重时出现角膜溃疡、穿孔甚至失明。

淋病并发症。因治疗不当或酗酒、性交等影响会导致感染加剧,引起尿道堵塞、不育等。如淋菌性前列腺炎、淋菌性精囊炎、淋菌性附睾炎、淋菌性盆腔炎(女性)。

播散性淋球菌感染。常见于月经期或妊娠期妇女。淋球菌经血管、淋巴管波及全身,发生菌血症,发热、寒战、全身不适、多脏器受累,严重者死亡。

### 5.诊断

一般而言,淋病根据病史、临床症状、实验室诊断进行确诊。所以,如果自己觉得不适,一定要去正规医院检查。同时,如果出现以下情况,表明身体可能受到淋球菌的感染:一般在性交后2～5日出现尿痛、尿急、尿烧灼感等症状,尿道口红肿充血,挤压尿道旁腺,有脓性分泌物溢出;女性脓性白带增多,月经过后即可产生高热、寒战、头痛、恶心、呕吐及食欲减退等症状。但是上述症状与体征只能提示为一种急性炎症,没有特异性,故不能定性,还要靠医院检查,包括涂片及培养查菌来确定诊断。

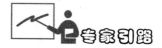

### 1.治疗

在治疗上,我们建议大家一定严格按照专业医生的嘱咐,按时、按量、足疗程服药。另外,应注意休息,多喝水,并且注意个人卫生。中医中药可作为淋病治疗的辅助措施,决不可将其当做主要治疗手段,可结合用洁阴洗液清洗或灌洗阴部,消毒、抑菌。如果忽视抗菌治疗,将会贻误病情,造成本病迁延不愈。民间也有不少偏方用于治疗淋病,但是因为偏方的疗效不能确定,所以大家还是要以正规治疗为主,不要盲目相信偏方。

**2.预防**

淋病是危害较大的性病之一,但是淋病的传染有它独特的途径,大可不必谈虎色变,危言耸听。有的人住旅馆也担心传染,洗澡也怕传染,这是不对的。其实对淋病的预防只要注意以下几点即可:

(1)宣传性传播疾病知识,提倡高尚的道德情操,严禁嫖娼卖淫,提倡洁身自好。

(2)使用安全套,可降低淋球菌感染发病率。

(3)性交前后使用洁阴洗液清洗外阴或灌洗阴部,可有效地预防淋病的感染。

(4)性伴侣同时预防。

(5)在公共浴池,不入池浴,提倡淋浴。

(6)新生儿出生时,经过有淋病母亲的阴道,淋菌侵入眼睛会引起眼睛发炎,为了预防发生新生儿眼病,对每一个新生儿都要用1%硝酸银一滴进行点眼预防。

**3.饮食**

患淋病后,饮食宜清淡,多饮水,忌食辛辣食品,忌酒,常常有一些患者因为饮酒使病情加重或复发。

### 4.注意事项

患病后要注意隔离,未治愈前应避免性生活。

应当经常用肥皂清洗阴部和手,不要用带脓汁的手去揉擦眼睛。触摸患处后,须清洗,消毒手部。

病人要去正规医院就医,积极彻底进行治疗,治愈的淋病患者要定期进行追踪复查和必要的复治,以求根治,防止复发。为防止无症状性淋病传播,导致晚期病变,在必要时应进行预防性治疗。30天内接触过淋病的性伴侣,均应进行检查。患病6周后应作常规梅毒血清学检查,必要时作艾滋病抗体的检测。

本病患病极易,治愈率也很高,只要系统治疗,一般都能治愈。所以大家一定要树立坚决治愈的信念。

提倡洁身自好。性交中必须使用安全套。坚持一夫一妻的性关系,爱情专一是我国传统的性道德观念,也是预防性病在我国蔓延的重要手段之一。夫妻一方一旦感染了性病,应及时治疗,治愈后再过性生活,或鼓励和劝说使用避孕套。

在公共浴池,不入池浴,提倡淋浴。

患病后要及时治疗,以免传染给配偶及他人。淋病患者应禁止与儿童,特别是幼女同床、共用浴盆和浴巾等。淋病病人在未治愈前应自觉不去公共场所,如公共浴室、公共厕所、餐厅等。被淋病病人污染的物品包括被褥、衣服等日常生活用品应及时消毒处理。

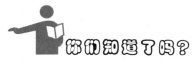

### 你们知道了吗?

1.淋病发病是很快的,没有很长时间的潜伏期。

2.淋病对小宝宝也能造成伤害哦!

135

# 三、若有似无，它真的是病吗？
## ——生殖道衣原体感染

 案例

### "阳性"就是得病？

生殖道衣原体感染对许多人来说都比较陌生，也有不少人认为生殖道衣原体感染根本不算性病。研究证实，衣原体在正常人体生殖道的确存在，那生殖道衣原体感染是不是性病呢？其实，人们混淆的是医学上"阳性"与感染的区别：如果化验单上说衣原体"阳性"，这说明在生殖道中查到衣原体；如果医生说"感染"，则说明衣原体已经侵入身体并且造成了损伤。所以一定要区分明白这两个概念，不要闹出把"衣原体阳性"当做疾病来治或者把"衣原体感染"不当回事的笑话哦！

 互动讨论

原来"阳性"和"感染"不是一回事啊！医学世界这么奇妙，让我们一起来开启探索医学的旅程吧！

 知识加油站

### 1.什么是生殖道衣原体感染？

生殖道衣原体感染是一种以衣原体为致病菌的泌尿生

殖道系统感染,主要通过性接触传播,临床过程隐匿、迁徙、症状轻微,常并发上生殖道感染。生殖道衣原体的致病性尚在研究中。

上述描述传达出这样的信息:生殖道衣原体感染可以由一类衣原体引起,也算是性病的一种,而且症状一般轻微,大家都感觉不到,所以一般人们不了解、不重视。

### 2.病原微生物

沙眼衣原体是生殖道衣原体感染的主要致病菌,它是一类在细胞内寄生的微生物,非常微小。目前发现它有 15 个血清型,不同的血清型能引起不同的疾病,感染人的是沙眼衣原体血清型 D～K。沙眼衣原体对热敏感,在室温下即可迅速丧失其传染性,在 56℃～60℃ 只可存活 5～10 分钟。但衣原体耐寒,在零下 70℃ 可存活达数年之久。衣原体对青霉素不敏感,对酚类化合物及碳酸等一般较能抵抗,故常用消毒剂如 0.7% 甲醛、0.5% 苯酚、医用酒精等均可迅速将其杀死。

### 3.沙眼衣原体是怎么传播的?

传染源:人类是沙眼衣原体的自然宿主。健康人体内是有衣原体存在的,我们一是要规范自身行为,避免受到他人传染;二是要增强自身抵抗力,不让体内的病原体有机会侵袭自身。

传播途径:生殖道衣原体的感染主要通过性接触传播,男性和女性均可发生,新生儿可经产道分娩时感染,潜伏期为 1～3 周;接触受污染的器具也可导致感染。

易感人群:当人体自身的免疫力降低时,已经"潜伏"于体内的衣原体便会暴露出来,肆无忌惮地在体内"兴风作浪"。

137

### 4.沙眼衣原体有哪些临床表现?

男性尿道炎:表现与淋病类似,但是程度较轻,常见尿道刺痒、刺痛或灼烧感。

女性黏液性宫颈炎:表现为白带增多。

新生儿感染:可引起结膜炎或肺炎。

### 5.诊断

根据病史和实验室诊断,因其症状无特异性,所以若身体有不适,应及时就医。

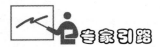 专家引路

### 1.治疗

有阿奇霉素、多西环素等多种药物可以治疗。但切忌自行随意服用,应就医,根据医生的吩咐服用。

### 2.预防

预防衣原体感染主要是要进行安全的性行为。例如,正确使用安全套,避免非婚性接触,养成洁身自好的生活习惯。病人在患病期间应停止从事保育员、护理及浴室等工作。在医院及托儿所等处,要是发现工作人员患病以及入托幼儿患有外阴或阴道炎症的要注意观察。为防止间接传染的发生就要分开使用体温表,定期对浴室、毛巾和床单进行消毒。煮沸或使用化学消毒剂很容易将沙眼衣原体杀灭,同时市售的消毒剂、洗液和喷雾剂也可以杀灭体外的沙眼衣原体。

### 3.保健

饮食宜清淡,多饮水,忌食辛辣之品;

患者在治愈前应禁止性生活；

注意清洁，保持身体健康。

### 4.注意事项

因生殖道衣原体感染常常症状轻微甚至没有，所以应注意身体，如有不适，应及时就医。患病后切不可擅自停药，防止治疗不彻底。

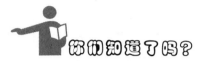

生殖道衣原体感染一般很隐蔽，我们不能掉以轻心哦！怎样才能有效预防呢？应勤洗手，保持个人卫生。

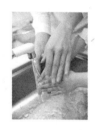

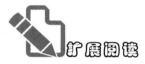

性接触传染病包括很多，除前面的三种常见病外，还包括尖锐湿疣、生殖器疱疹、软下疳、性病性淋巴肉芽肿、艾滋病等。我们应以认真严肃的态度对待性病，学习性病知识，保护自己及他人远离性病，以正确的态度对待性病患者。若发现性病，应及时就医。

不过，我们要多次强调的是，对于该类疾病应以预防为主：预防接触性传染病不仅仅是为了自己的健康，也是为了自己的亲人与朋友的身心安全。相对于治疗而言，预防所需要的花费更少、不必遭受病痛和治疗过程中的折磨，更能够避免心理上的负担。所以，预防的重要性不言而喻。对整个人类群体而言，预防产生的效果就更大了。2003 年的"非典",正是因为对尚未患病的人群的保护措施做得好,才避免了大流行。

一种新的药物或者疫苗在上市前,都会经历各种严格的审批和试验。当面对突如其来的重大疾病灾害时,我们不能被动地等待疫苗上市,积极地预防才是维护健康的重中之重。

如何获取更多我们感兴趣的知识呢?我们可以通过上网、看电视关注卫生信息来学习相关的知识和信息,我们要树立正确科学的观念,以预防为主,面对疾病不恐慌、不忽视。同时,具有专业知识的医生是我们咨询和治疗疾病的有力帮手,我们应该相信他们,并且按照医生的要求进行有效的预防和治疗。

# 四、飘动在生命中的红丝带
## ——艾滋病

 案例

### 红丝带运动——让世界充满爱

　　20 世纪 80 年代末,人们视艾滋病为一种可怕的疾病,艾滋病患者受到很大的歧视。1991 年,以纽约画家帕特里克和摄影家艾伦为首的 15 名艺术家成立了一个叫做"视觉艾滋病"的组织,希望创造一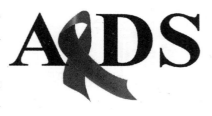种视觉象征,以示对艾滋病患者的同情。组织内所有成员都是患有艾滋病的同性恋者。当时的美国社会对艾滋病患者漠不关心,甚至心怀恐惧。然而就是这样一些人大声疾呼,让整个美国社会开始重视艾滋病。当时正值海湾战争期间,美国许多小镇的居民喜欢悬挂或佩戴丝带以表示对远在海湾地区的美国士兵的支持。艺术家们从中获得灵感,选择了代表生机、激情和鲜血的红色作为丝带的颜色。这些艺术家用红丝带来默默悼念身边死于艾滋病的同伴们,倡导尊重艾滋病患者的人权,推广预防艾滋病的社会公益活动。

　　"红丝带"是全世界关心艾滋病患者行动的标志,它鼓励我们大家伸出友爱、关怀之手,来帮助那些深受艾滋病折磨的人。

"红丝带"象征着希望,希望艾滋病在将来有被消灭的一天,希望患病的朋友能痊愈,希望整个社会的压力能得以释放。

带上"红丝带"的胸章,意味着为战胜艾滋病而一起努力。"红丝带"象征着对艾滋病患者、感染者及照顾者的关怀与接纳,以及对艾滋病的健康教育、治疗和研究的支持。

 互动讨论

我们应该怎样理性地认识和了解艾滋病呢? 下面的内容可以给我们答案。

 知识加油站

### 1. 什么是艾滋病?

艾滋病,即获得性免疫缺陷综合征(又译:后天性免疫缺陷症候群),是英语缩写 AIDS(Acquired Immune Deficiency Syndrome)的音译。它是人体感染了"人类免疫缺陷病毒"(又称艾滋病病毒,HIV,Human Immunodeficiency Virus)所导致的一种传染病。

HIV 是一种能攻击人体免疫系统的病毒。它以人体免疫系统中最重要的 T4 淋巴细胞作为攻击目标,大量破坏 T4 淋巴细胞,产生高致命性的机体衰竭。HIV 本身并不会引发疾病,而是当免疫系统被 HIV 破坏后,人体由于抵抗能力过低,丧失产生免疫细胞的机会,并感染其他的疾病导致各种疾病复合感染而死亡。HIV 在人体内的平均潜伏期为 2～10

年。在发展成为艾滋病病人以前,感染者外表看上去并没有什么异常,他们可以没有任何症状地生活和工作很多年。

截至 2011 年底,我国总人群的感染率为 0.058%,属于低流行国家。各类人群的 HIV 感染率差异较大,吸毒人群（尤其是注射吸毒人群）的感染率最高,并且存在明显的地域差异。传播途径以性传播为主,感染率超过了 60%。吸毒和卖淫交叉的暗娼人群感染率较高。经异性性传播和经同性性传播的比例均有上升,而经母婴传播的比例近几年维持在 1.3% 的较低水平。累计报告 HIV 感染和艾滋病人数排在前 6 位的省份依次是云南、广西、河南、四川、新疆和广东。既往感染 HIV 者陆续进入发病期,艾滋病发病率和死亡率均在增加。

### 2.艾滋病是怎么传播的呢?

传染源:被 HIV 感染的血液和体液。体液包括精液、阴道分泌物、乳汁等。泪水、汗水、唾液、粪便等不含 HIV 或含量很小,一般不会传播艾滋病毒。至少到目前为止,尚未发现通过这些体液感染艾滋病病毒的例子。

传播途径。(1)性接触传播。包括同性及异性之间的性接触,均有可能感染 HIV。(2)血液传播。输入了经 HIV 污染的血液或血液制品,或输用未经 HIV 抗体检查的供血者的血液或血液制品,以及类似情况下的骨髓和器官移植;静脉药瘾者共用未消毒的、受 HIV 污染的针头或注射器;注射器和针头消毒不彻底或不消毒,特别是儿童预防注射未做到"一人一针一管",危险性更大! 此外,口腔科器械、接生器械、外科手术器械、针刺治疗用针消毒不严密或不消毒等,均可导致传染;理发、美容(如文眉、穿耳)、文身等的刀具、针

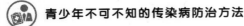

具,或浴室的修脚刀不作严格的消毒处理,可导致传染;与感染者共用牙刷、剃刀,也可能经皮肤破损处传染。(3)母婴传播。母婴传播又称垂直传播。对于 HIV 抗体阳性的孕妇来说,在怀孕期间,胎儿可能通过多种途径与母亲的体液接触,从而在子宫内感染 HIV。在分娩时,由于感染 HIV 的孕妇其宫颈和阴道分泌物中有大量的 HIV,因此婴儿极可能在通过产道时直接接触而感染。此外,母乳喂养也会使婴儿造成感染。

如果未采取任何措施,艾滋病母婴传播率为 $15\%\sim45\%$,但是采取预防措施后(按要求服用抗病毒药物),该传播率可以降至 $5\%$ 以下。感染 HIV 的婴幼儿大都在 3 岁以前死亡。因此,建议 HIV 抗体阳性的妇女避免怀孕。如果坚持怀孕,一定要到妇幼保健院就医,在医生的指导下适时服用抗病毒药物,确保胎儿或婴儿不被感染。

一般的接触并不能感染艾滋病,如共同进餐、握手等都不会传染艾滋病。因此,HIV 感染者在生活中不应受到歧视。HIV 感染者吃过的菜,喝过的汤是不会传染 HIV 的。因为 HIV 非常脆弱,它们只能在血液和体液中的活细胞中生存,不能在空气、水和食物中存活,离开了这些血液和体液,HIV 会很快死亡。HIV 和乙肝病毒一样,进入消化道后就会被消化道内的蛋白酶所破坏。同样的,咳嗽、打喷嚏、蚊虫叮咬都不会传播 HIV。

易感人群:吸毒人群、血友病患者、接受输血或血液制品者、与高危人群(如吸毒人群、性工作者、男男性行为者)有性关系者。

### 3.艾滋病都有哪些表现?

　　阶段一:急性感染期。HIV 侵袭人体后会引起一系列急性反应。病人发热、皮疹、淋巴结肿大,还会发生乏力、出汗、恶心、呕吐、腹泻、咽炎等症状。急性感染期时,症状常较轻微,容易被忽略。当这种发热等周身不适症状出现后 5 周左右,血清 HIV 抗体可呈现阳性反应。

　　阶段二:无症状感染期。急性感染期后,感染者会出现一个长短不等的无症状感染期。但无症状感染期不是静止期,更不是安全期,病毒在持续繁殖,具有强大的破坏力和传播力。

　　窗口期还是潜伏期?

　　窗口期是指从受到 HIV 感染,到体内产生出 HIV 抗体的这一段时间。在窗口期,HIV 感染者的血液中检查不到 HIV 抗体,检查结果是阴性的。但是,这一时期仍然是具有传染性的哦!窗口期的长短存在个体差异,一般是 6 周到 3 个月。

　　潜伏期是指从感染 HIV 开始,到出现艾滋病临床症状和体征的时间。它包括了急性感染期和无症状感染期哦!艾滋病的平均潜伏期有 2~10 年之久,这对早期发现病人及预防都造成了很大的困难。

145

　　阶段三:艾滋病前期。指潜伏期后开始出现与艾滋病有关的症状和体征,直至发展成典型的艾滋病的一段时间。这时,病人已具备了艾滋病的最基本特点,即细胞免疫缺陷,只是症状较轻而已。主要的临床表现有淋巴结肿大,肿大的淋巴结对一般治疗无反应,常持续肿大超过半年以上;全身不适、肌肉疼痛,体重减轻 10% 以上,补充足够的热量也不能控制这种体重减轻；各种感染，如脚癣、口腔白色念珠菌感染等时常发生，且局部治疗无效。

阶段四：典型的艾滋病期。这是艾滋病病毒感染的最终阶段。此期具有免疫功能全面崩溃、各种致命性机会感染及恶性肿瘤三个基本特点。

什么叫机会感染？

一些侵袭力较低、致病力较弱的微生物，在人体免疫功能正常时不能致病，但当人体免疫功能减低时会乘机侵袭人体致病。

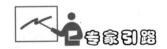专家引路

## 1.如何预防艾滋病呢？

目前尚无预防艾滋病的有效疫苗，相关的研究一直在进行中，因此最重要的是采取预防措施。

不要借用或共用牙刷、剃须刀、刮脸刀等个人用品。严禁吸毒，不与他人共用注射器。洁身自爱，不卖淫、嫖娼。

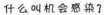

不共用！

使用避孕套是性生活中最有效的预防性病和艾滋病的措施之一。为了避免有体液的交流，一定要用避孕套。但是没有必要同时使用两个避孕套，这样做反而容易造成避孕套的破裂。

不要擅自输血和使用血制品，要在医生的指导下使用。

如果 HIV 阳性的妇女坚持怀孕,一定要先到正规的综合医院或妇幼保健院咨询后再受孕,采取预防措施以使这种母婴传播的几率降到最低。具体措施包括:孕期服用抗反转录病毒药物,具体的药物和服药的时间由专业医生提供;选择性剖腹产或产道消毒;避免母乳喂养,婴儿服用抗反转录病毒药物以及婴儿的追踪和观察。采取上述措施后可以使传播率降到 5% 以下。

## 2.如果怀疑自己感染上 HIV,应该怎么做?

　　艾滋病需要根据临床表现和血液检测结果来诊断。国家有指定的医疗机构(一般是疾病预防控制中心)进行艾滋病的初筛试验和确诊试验。所以怀疑自身感染 HIV 后应当及时到当地的疾病预防控制中心检查,千万不要找"游医"检查治疗。我国针对 HIV 感染者和艾滋病患者的救助,出台了"四免一关怀"政策。

　　"四免"具体内容有:(1)经济困难人员可到当地卫生部门指定的卫生机构领取免费的抗病毒药物及接受抗病毒治疗;(2)所有自愿接受艾滋病咨询和病毒检测的人员,均可得到免费咨询和 HIV 抗体初筛检测;(3)对已感染 HIV 的孕妇,可在指定医院进行健康咨询、产前指导和分娩服务,并免费提供母婴阻断药物和婴儿检测试剂;(4)地方各级人民政府为艾滋病遗孤提供免费义务教育。

　　"一关怀"是指国家对 HIV 感染者和患者提供救治关怀,各级政府将经济困难的艾滋病患者及其家属纳入政府补助范围。

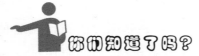

1. 艾滋病本身会不会引起死亡?

2. 以下哪种行为不会传播艾滋病（　　）?

　A. 拔牙　　　B. 文身　　　C. 共用剃须刀　　　D. 蚊虫叮咬

3. 艾滋病是（　　）的传染病。

　A. 可以预防　　　B. 药物可以治疗　　　C. 手术可以治疗

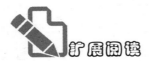

## 世界艾滋病日

为提高人们对艾滋病的认识,世界卫生组织于 1988 年 1 月将每年的 12 月 1 日定为世界艾滋病日,号召世界各国和国际组织在这一天

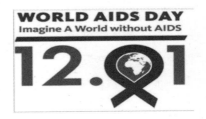

举办相关活动,宣传和普及预防艾滋病的知识。2011 年 11 月,相关专家表示,自"关艾计划"启动后,已有 3000 多名基层艾滋病医生接受培训,而 2012 年的主题是倡议治疗与预防同步。

## 艾滋认知小误区

1. 游泳会不会感染艾滋病?

炎热的夏季,游泳成了最热门的消暑运动。小明担心:如果和艾滋病患者在同一个泳池中游泳,会不会被传染呢?

在游泳池游泳是不可能感染上艾滋病的。HIV 只有进入人体的血液系统或淋巴系统才能引起感染。HIV 对外界环境的抵抗力较弱,离开人体后,常温下只可生存数小时至数天。高温、干燥及常用消毒药品如漂白粉、酒精等都可以杀灭这种病毒。在游泳池游泳,HIV 不能穿过皮肤进入人体内。此外,游泳池的水中含有漂白粉和消毒剂,能很快杀死 HIV。即使游泳池水中含有 HIV,其单位体积中所含的 HIV 浓度极低,也不足以引起感染。

### 2. HIV 感染者和艾滋病病人有什么差别?

HIV 感染者是指已经感染了艾滋病病毒,但是还没有表现出明显的临床症状,没有被确诊为艾滋病的人。艾滋病病人指的是已经感染了艾滋病病毒,并且已经出现了明显的临床症状,被确诊为艾滋病的人。二者之间的相同之处在于都携带艾滋病病毒,都具有传染性。我们不能将两者混为一谈。HIV 感染者只有经过一定时间的潜伏期,出现一系列症状或实验室检查达到一定标准,才能被诊断为 AIDS 病人。

# 五、拒绝歧视
## ——慢性病毒性肝炎：乙肝

 **案例**

2010年1月23日，国家人力资源和社会保障部、教育部以及卫生部共同发文规定，在公民入学、就业体检中，取消乙肝病毒血清学检测项目（以下简称"乙肝五项"，包括乙肝病毒表面抗原、乙肝病毒表面抗体、乙肝病毒e抗原、乙肝病毒e抗体以及乙肝病毒核心抗体检测）。

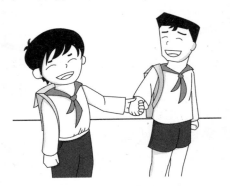

具体而言，各级各类教育机构在开展各阶段教育招生入学体检时，不得检查"乙肝五项"；用人单位在招工、招聘体检中，也不得将"乙肝五项"检查列入体检标准，更不能要求应聘者提供"乙肝五项"检测报告。此外，各级医疗卫生机构也不得在入学、就业体检中提供"乙肝五项"检查服务。从此，乙型肝炎患者身上的学习和就业枷锁彻底解开了！

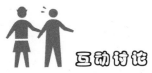 **互动讨论**

那么，什么是乙型肝炎呢？为什么人们对它闻风丧胆？

我们对它的认识又有哪些误区呢？下面就让我们一起来了解一下病毒性乙型肝炎吧！

 知识加油站

### 1.什么是乙型肝炎？

乙型病毒性肝炎,简称乙肝,是一种由乙型肝炎病毒引起的肝脏病变。多数乙肝患者并无明显的患病症状,约三分之一的患者会出现肝损害。乙肝的特点为起病较缓,并主要通过血液、母婴和性接触进行传播。乙肝疫苗的应用是预防和控制乙型肝炎的根本措施。

乙肝主要在中国及其他一些亚洲国家流行。截至2009年,估计全国至少有7.2％的人携带乙肝病毒,有34.1％的人现在或曾经感染过乙肝病毒。

151

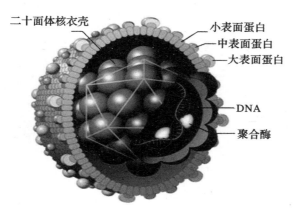

乙肝病毒(HBV)结构示意图

二十面体核衣壳　小表面蛋白　中表面蛋白　大表面蛋白　DNA　聚合酶

### 2.乙型肝炎是怎么传播的？

传染源:急性或者慢性乙肝患者和无症状的慢性乙肝病

毒携带者。

传播途径：(1)血液或血制品，如注射器的针头、手术器械，尤其是输血和血制品；(2)母婴围产期传播，据悉亚洲人中有30%的乙肝病毒感染是由母婴传播引起的[①]；(3)性接触，性传播属于体液传播的一种，但非经呼吸道传播，此外，如果口唇黏膜破损了，接吻也能传染乙型肝炎；(4)密切生活接触传播，值得注意的是，日常生活中同乙肝患者一起吃饭或者正常的学习、生活，是不会导致乙肝的传染的，除非因皮肤黏膜破损而接触到乙肝患者的体液，所以在日常生活中切忌共用剃须刀、牙刷、毛巾等生活用品。

易感人群：孕妇、小孩等免疫低下者，生活习惯不良者，以及长期嗜酒者。

### 3.乙型肝炎有哪些症状？



肝脏是人体非常重要的器官，如果肝功能受损，患者常感到乏力、体力不支、下肢或全身水肿、容易疲劳、打不起精神、失眠、多梦等。少数人还会有类似感冒的症状，常出现食欲缺乏、恶心、厌油、上腹部不适、腹胀等。患者血液中胆红素浓度增高，会出现黄疸，皮肤、眼球以及小便发黄，小便呈浓茶色等症状，甚至会出现肝区疼痛、肝脾肿大。病毒性肝炎最后大多发展为肝硬化、肝癌、肝性脑病，甚至死亡。因此，一旦发

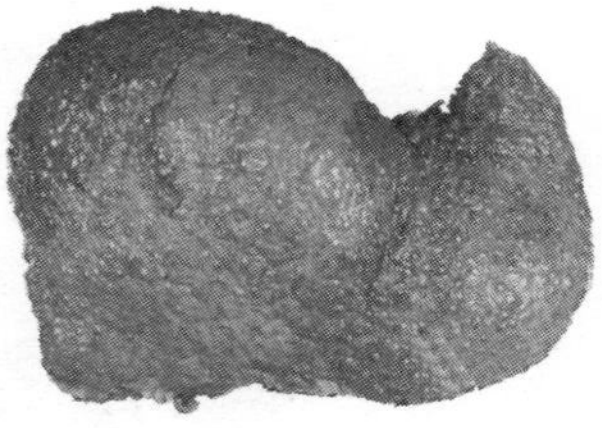

肝硬化

---

① 张新宇.乙肝病毒垂直传播及免疫预防的研究现状.中华围产医学杂志.2002(13).

现肝脏有病变,一定要引起足够的重视。

部分慢性肝炎会发展为肝硬化。具体表现为肝细胞弥漫性变性坏死,致使肝脏结构和血液循环管道逐渐被扭曲变形,使肝变形、变硬而导致肝硬化,严重危害人的生命。

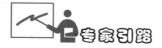

### 1. 怎么预防乙肝?

(1)注射乙肝疫苗,这是目前为止预防乙肝最有效的办法。乙肝疫苗一共要注射三次,前两次注射间隔一个月,后两次注射间隔五个月。按时接受疫苗注射后,大约 90%～96% 的人能够产生长期的免疫力。所以还没有注射乙肝疫苗的青少年朋友们要去医院或者当地疾病预防控制中心接受乙肝疫苗注射,事不宜迟哦!

(2)切断传播途径。如小心清洁伤口并包扎,处理被血液或体液污染的地方或用物时,应戴上胶手套,用一份漂白水加四份水消毒带有病毒的物件;不与人共用剃刀、牙刷、指甲钳等容易令皮肤受损的器具,也不与人共用针筒、针嘴注射毒品;避免文身、针灸或文眉、脱痣等手术,如有需要,尽量使用"用后即弃"的器具或保证器具彻底消毒;减少性伴侣的数目,采取安全性行为并正确使用安全套,如果知道性伴侣为带病毒者,应该尽快接受疫苗注射。

(3)养成良好的生活习惯。加强体育锻炼,增强免疫力,

153

养成良好的睡眠习惯,树立健康的心态。

## 2. 如果得了乙型肝炎,我们该怎么办?

如果不幸感染了乙型肝炎病毒,我们也不要沮丧,应该在医生的指导下积极治疗,定期复查肝功能等指标。在生活方面,我们要注意合理休息,不能操劳过度,避免熬夜,坚持平衡膳食,尽可能不吃垃圾食品。

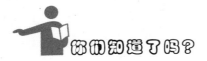

我国最常见的病毒性肝炎是哪种类型?(　　　)

A. 甲型病毒性肝炎　　　　B. 乙型病毒性肝炎

C. 丙型病毒性肝炎　　　　D. 戊型病毒性肝炎

 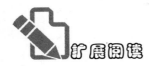

### "大三阳"与"小三阳"

|  | HBsAg | 抗 HBs | HBeAg | 抗 HBe | 抗 HBc |
|---|---|---|---|---|---|
| "大三阳" | + | + / − | + | + / − | + |
| "小三阳" | + | + / − | − | + | + |
| 既往感染或者注射疫苗后 | − | + | − | − | − |

乙肝两对半,又称乙肝五项,即表面抗原(HBsAg)和表面抗体(抗 HBs 或 HBsAb)、e 抗原(HBeAg)和 e 抗体(抗 HBe 或 HBeAb)、核心抗原(HBcAg,但不作检查)和核心抗体(抗 HBc 或 HBcAb)。乙肝两对半的意义在于:检查是否感

染乙肝及感染的具体情况,检查结果区分为"大三阳"和"小三阳"。

"大三阳":即表面抗原(HBsAg)、e 抗原(HBeAg)以及核心抗体(抗 HBc)同时阳性,这是 HBV 的经典组合模式。其中e 抗原阳性是 HBV 复制的直接证据,这种情况出现表示体内有 HBV 复制,非常容易将病毒传染给他人,大家一定注意与患者采取相应隔离措施哦!

"小三阳":即表面抗原(HBsAg)、e 抗体(抗 HBe)以及核心抗体(抗 HBc)同时阳性。小三阳通常是由"大三阳"转变而来的,表明人体对 e 抗原产生了一定程度的免疫力。如果此时的肝功正常且病毒量正常,可不需要治疗,注意日常保健,定期复查就可以了;如果肝功有异常或是病毒量急速增加,则需要在医生的指导下进行治疗。

# 六、可恶的耳洞
## ——慢性病毒性肝炎：丙肝

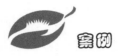 **案例**

小胡上个月在学校的体检中，查出转氨酶不正常。在医生的建议下，他到当地医院作了进一步的检查，发现感染了丙肝。家人非常着急，赶紧带着小胡来到医院，经医生询问，发现小胡没有输过血，没有洗牙拔牙，身上也没有文身，怎么会感染上丙肝呢？医生再仔细观察，发现小胡的

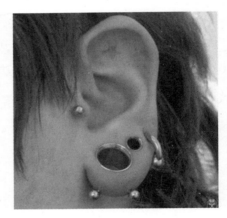

左耳朵上有一个耳洞。小伙子这才不好意思地说，这是两个月前刚刚打的，为了瞒着家人，他还特意用头发遮盖着。但是他万万没想到，这一看似很潮的行为，却正是他感染丙肝的"元凶"。

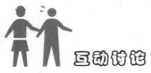 **互动讨论**

为何打耳洞会成为感染丙肝的元凶呢？究竟丙型肝炎

是怎样进入人体的呢？就请同学们从下面的内容中了解清楚吧！

## 知识加油站

### 1.什么是丙型肝炎？

丙型病毒性肝炎，简称丙型肝炎或丙肝，主要通过丙型肝炎病毒（HCV）或者密切接触传播途径所引起的急性肝脏炎症，临床表现与乙型肝炎相似。丙型病毒性肝炎呈全球性分布，流行性很强，国外人群 HCV 感染率高达 3%，我国健康人群 HCV 抗体阳性率为 0.7%～3.1%。

### 2.丙型肝炎是怎么传播的？

丙型肝炎的传染源主要是急、慢性丙肝患者以及丙肝病毒携带者。经血液传播是目前所知最主要的传播途径，如输血、血制品感染等，最近也有报道指出文身、文眉、穿耳洞等美容过程可能导致丙肝病毒感染。此外，母婴传播、性接触传播、日常生活密切接触传播也是丙型肝炎的传播方式。

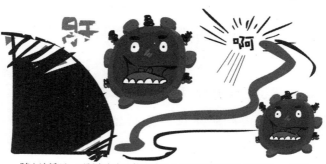

随血液循环，丙肝病毒在人体内寻找合适的组织器官生活繁殖，一看到肝脏大工厂各种设施齐备，就准备进入肝细胞。

157

### 3.丙型肝炎有哪些症状?

丙肝病毒主要侵犯肝脏,其临床表现与乙型肝炎无明显区别,但症状相对较轻,主要表现为轻度全身疲劳、乏力以及食欲缺乏。有些急性丙肝患者还会感觉到恶心、腹胀以及肝区痛,同时伴随有低热、肝脾肿大等症状。黄疸较少见,如未引起重视,部分患者甚至可能发展为肝硬化或者肝细胞癌,对患者的健康和生命危害极大。

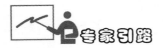专家引路

### 1.怎么预防丙型肝炎?

(1)由于血液传播是丙肝最主要的传播途径,特别是共用针具静脉注射毒品。对献血员进行丙肝病毒筛查可以降低感染机会。

(2)切断传播途径,不文身、不穿耳、不共用衣物和用具。

(3)由于丙肝病毒在体外环境中抵抗力较弱,因此,一般的化学消毒剂(如漂白粉)和煮沸都能够杀灭丙肝病毒。

(4)目前尚未研制出有效预防丙肝的疫苗,所以积极保护易感人群、加强锻炼、增强免疫力等措施可以有效防止丙型肝炎病毒感染。

### 2.如果得了丙型肝炎,我们该怎么办?

多数患者患丙肝后症状不甚明显,很容易被忽视,疾病发展越后期,越难治愈,对患者的健康和生命危害很大,所以丙肝往往又被称为"隐匿的杀手"。如果我们发现自己患了丙肝,请不要慌张,丙肝经过规范治疗是可以治愈的:要赶快

就医,不要盲目相信街头巷尾的小广告;要去正规医院积极治疗,要避免自己再次接触丙肝病毒;及时隔离,防止家人和朋友被自己传染,自己的生活用品要勤洗并单独存放;要注意多休息,注意锻炼,增强免疫力;饮食清淡,以易消化的、含多种维生素、有足够的热量及适量的蛋白质的食物为主,脂肪不宜限制过严。此外,还要依情况服用正规抗病毒药物以及接受保肝治疗,如 α-干扰素、聚肌苷酸。

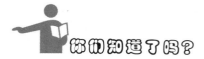

你们知道了吗?

丙型病毒性肝炎最常见的传播途径是什么?(　　　)

A. 日常生活接触传播　　　　　B. 性传播

C. 血液传播　　　　　　　　　D. 母婴传播

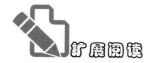

扩展阅读

## 丁肝

丁型病毒性肝炎,简称丁型肝炎,是由丁型肝炎病毒(HDV)与乙型肝炎病毒等嗜肝 DNA 病毒共同引起的传染病,它主要通过输血和血制品传播,与乙型肝炎的传播方式相似。血清流行病学调查表明,HDV 感染呈全球性分布,但世界各地区 HDV 的流行情况也不同。我国 HDV 感染主要在乙型重型肝炎和慢性肝病中合并感染。

丁型肝炎最重要的特征之一就是与乙型肝炎病毒合并感染,其传播途径、表现方式以及防治方法与乙型病毒性肝炎相似,需谨记治疗丁型肝炎必须双管齐下,同时治疗合并的乙型肝炎病毒感染。

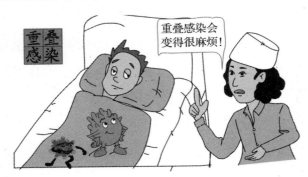

# 第六篇
# 经动物传播的传染病

从古至今,动物都是人类最亲密的好朋友。不过有些动物常常会带有一些对人类健康有害的病毒。因此,在与它们相处的过程中,我们最好也能掌握一些防范知识。可爱乖巧的小狗,有时也会大发雷霆。如果不小心被小狗咬伤,我们该如何防止感染狂犬病呢?如果家中有孕妇,是不是要把小猫小狗们暂时寄养到别处呢?亲爱的读者朋友,当你阅读完本章的内容,你就会找到答案。还等什么,快快去寻找吧!

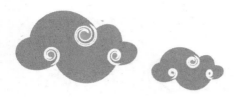
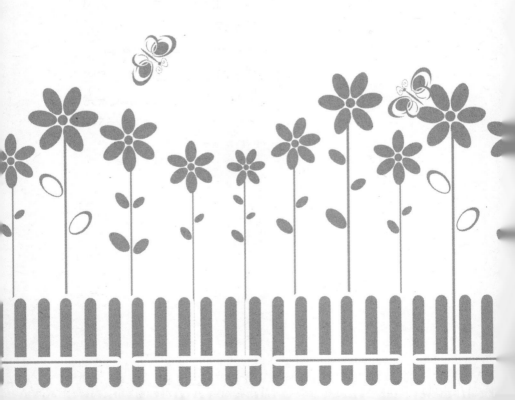

# 一、狗咬莫慌张，积极来应对
## ——狂犬病

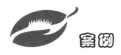 案例

人们习惯用妖魔来形容可怕的疾病，如此说来，狂犬病可是个老资格了，它"老人家"至今至少有 400 多岁了，是个不折不扣的"老妖精"。有关狂犬病最早的文字记载可以追溯到 16 世纪。虽然那时的人们不知道狂犬病毒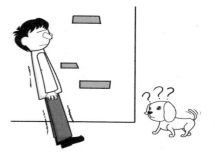的真实面目，但这个"老妖精"却令所有人胆战心惊。发病的人非常可怜，他们怕光、怕风、喉头痉挛、没法吞咽、身体瘫痪，一听到水的声音便显得极为恐惧，所以狂犬病也有个别称——"恐水症"。当时，在长期与狂犬病进行较量之后人们发现，被这种病魔盯上的人，无论是身体多棒的小伙子，也不管请来多么好的医生治疗，或是找到最灵验的驱鬼巫师，都无法从这个魔鬼手中把病人的生命夺回。

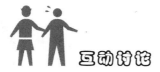 互动讨论

最近，在某医院内，一名患狂犬病的男子突然病情发作，

163

在医院内疯跑,不仅咬伤了一名保安,还抓伤了两名男子。这位狂犬病患者病情潜伏了 6 年后突然发作,相关报道铺天盖地,引起很多人对狂犬病的恐惧。如何正确认识狂犬病,如何有效预防狂犬病?下面让我们来详细解读"狂犬病"吧!

 **知识加油站**

### 1.什么是狂犬病?

狂犬病又称"疯狗症""恐水症",是一种侵害中枢神经系统的急性病毒性传染病,所有温血动物包括人类,都可能被感染。它多由染病的动物咬人而得。人们可能会认为,只有被嘴角出现白色泡沫的疯狗咬到才会被感染狂犬病,其实猫、白鼬、浣熊、臭鼬、狐狸或蝙蝠也可能患病并传染给人类。患病的动物经常变得非常野蛮,所以我们一般感染狂犬病都是因为跟患病动物来了个"亲密接触",使得病毒从咬伤处进入我们身体。①

> 温血动物:体温不因外界环境温度而改变,保持相对稳定的动物,例如绝大多数鸟类和哺乳动物。 冷血动物:体温随着周围温度的变化而变化的动物,如两栖类,鱼类。

### 2.什么是狂犬病病毒?

狂犬病病毒属于 RNA 病毒,弹状病毒科,狂犬病毒属。

---

① 王萍,胡俊峰.狂犬病国内外防治对策.河南预防医学杂志.2009(04):97~99.

病毒形态一端钝圆,一端扁平,似子弹,直径 75～80nm,长 175～200nm。内层为核壳,含 40nm 核心,外层为致密的包膜,表面有许多丝状突起,突起物远端为槌状。整个病毒表面呈蜂窝状的六角形结构。

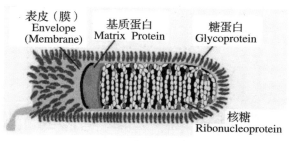

表皮（膜）
Envelope
(Membrane)

基质蛋白
Matrix Protein

糖蛋白
Glycoprotein

核糖
Ribonucleoprotein

狂犬病病毒

### 3. 狂犬病是怎么传播的呢?

传染源:狂犬病的传染源有两种。一种是患狂犬病的动物及得狂犬病的人。一切温血动物都可感染狂犬病,但敏感程度不一,哺乳类动物最为敏感。在自然界中狂犬病曾见于犬、猫、狼、狐、象、野兔、松鼠、鼬鼠、蝙蝠等动物。禽类则不敏感。另一种是带有狂犬病毒的健康狗及其他动物。有些动物被疯狗咬伤后,并未发病且无症状、不死亡,只是在唾液中存在大量的狂犬病毒,咬人后人就会得狂犬病。

传播途径:(1)被狗或其他动物咬伤、抓伤皮肤或舔黏膜,狂犬病毒通过伤口和黏膜侵入神经而发病,这是主要的传染方式。(2)宰杀或剥皮当中,不慎刺伤手部感染发病。有人曾经收集了 86 例狂犬病人的患病原因,被咬伤者 78 人,宰杀狗剥皮刺伤手感染者 8 人,这说明宰杀过程也是有可能感染上狂犬病的。(3)经消化道感染,人食用患狂犬病动物的身体组织而被感染。

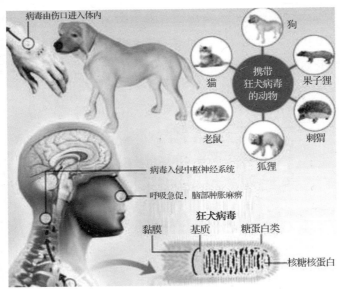

狂犬病的传染源及传播途径

易感人群:对于狂犬病毒,人类没有先天的抵抗力,人人易感,某些职业如兽医、野外工作者、实验室工作人员,以及居住在发展中的热带地区的人们对狂犬病的感染有较多的危险性。

### 国内易感人群的发病情况统计表

| 易感人群状况比较 | 发病情况统计 |
| --- | --- |
| 性别比较 | 男性＞女性 |
| 年龄比较 | 儿童、青壮年＞老年人 |
| 季节比较 | 春夏季病例数＞其他季节 |

　　儿童、青壮年的发病率要高于老年人。这与春夏季人畜及其他动物室外活动增加,青壮年室外活动及与动物接触机会均多于老年人有关。

### 4.狂犬病现在的流行趋势是怎样的呢?

目前狂犬病流行面广,引起全世界的关注和重视。世界上 87 个国家有狂犬病流行,主要位于东南亚、非洲和拉丁美洲。亚洲为狂犬病的严重流行区,其中印度为发病率最高的国家,居世界第一,我国这两年狂犬病发病率也有所回升。从我国的地理分布来看,各地差异较大,全国发病率持续较高的省、区多分布于南方,北方则病例数少,甘肃、青海、宁夏及西藏等地仅偶见病例。上海市由于狂犬病预防措施落实较好,近几年只有数例外源性狂犬病发生。[1]

### 5.患狂犬病都有哪些表现呢?

狂犬病患者表现为急性的、进行性的、几乎不可逆转的

脑脊髓炎,临床出现为特有的恐水、怕风、恐惧、兴奋、咽肌痉挛、流涎、进行性瘫痪,最后因呼吸、循环衰竭而死亡。病死率几乎100%。[2][3] 狂犬病病死率如此之高的原因是,狂犬病毒进入人体后,沿着人

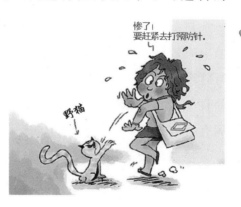

体神经的走向游走,主要攻击脑和神经组织,包括小脑、脊

167

---

① 胡家瑜,徐天强,伍稚梅.上海市狂犬病流行病学分析及预防控制策略.中华流行病学杂.2001(04):79~80.

② 刘仁凯,林洪强,金玉亮,高天宇.警惕狂犬病疫情的发生与流行.人畜共患传染病防治研究新成果汇编.2004.

③ 张玉兰.狂犬病疫苗接种免疫效果分析.中外医学研究.2010(8):309~311.

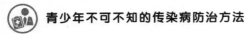 

髓、肾、内脏,导致中枢神经系统衰竭,临床上无法救治。所以狂犬病患者发生死亡的概率相当高。

### 6.狂犬病还会引起其他的什么疾病呢?

主要并发症有颅内压增高、尿崩症、高血压、低血压、心律失常或体温过低、出现全身性或者局部性的痉挛、呼吸功能紊乱。报告过的并发症还有充血性心力衰竭、急性肾衰、上腔静脉血栓形成、肺或泌尿系统的继发性感染以及胃肠道出血。

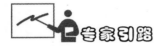 专家引路

### 1.如何预防狂犬病呢?

目前的医学手段尚不足以对狂犬病实行有效治疗,所以采取有效措施防止动物、人类染病尤为重要。我们应严格执行管理饲养动物(特别是猫、犬等)的相关条例,降低发病率,并且加强预防措施以控制疾病的蔓延。预防接种对防止发病有肯定价值。

控制传染源:对野犬、野猫通过投喂含口服狂犬疫苗的诱饵实现控制;对饲养的猫狗、警犬及实验用猫狗等温血动物,应进行登记,并强制性接种狂犬疫苗。

伤口处理:早期的伤口处理很重要,人被咬伤后应及时用肥皂水充分地清洗伤口,并不断擦拭;伤口较深者尚需用导管伸入,以肥皂水作持续灌注清洗;如有免疫血清,作皮试阴性后,可注入伤口底部和四周。伤口不宜缝合或包扎。

预防接种:接种对象为被狼、狐等野兽所咬者;被发病后

死亡(包括观察期内)或下落不明的犬、猫所咬者;为已被击毙或脑组织已腐败的动物所咬者;皮肤伤口被狂犬唾液污染者;伤口在头、颈处,或伤口较大而深者;医务人员的皮肤破损处被狂犬病病人污染者等。对上述对象进行狂犬疫苗和抗狂犬病免疫血清免疫接种。

其他:对被猫、狗咬的人,按需要给予破伤风抗毒素或类毒素,以及适宜的抗菌药物;预防接种后并发神经系统反应者可给予肾上腺皮质激素;干扰素及干扰素诱导剂对动物实验感染有保护作用,用于人的预防是否有效,有待进一步临床实践。

### 2.如果被狗、猫等咬伤后,我们要怎么做呢?

第一步:及时正确处理伤口。应尽快用3％～5％肥皂水或0.1％新洁尔灭(苯扎氯胺)反复冲洗至少半小时,肥皂水与新洁尔灭(苯扎氯胺)不可合用。挤出污血,冲洗后用70％酒精擦洗及浓碘酒反复涂拭,伤口一般不予缝合或包扎。必要时使用抗生素和精制破伤风抗毒素。局部伤口处理愈早愈好。如果咬伤后未作任何处理,到发现时即使伤口已结痂,也应将结痂去除后按上述方法处理。

第二步:进行狂犬疫苗和抗狂犬病免疫血清接种。如果不幸被咬了,一定要在被咬伤24小时内,到防疫站注射人用狂犬疫苗,然后在第3、7、14、28天各肌注疫苗1 mL,重度咬伤的各肌注2 mL。对于严重咬伤的,如伤口深度超过1 cm,或者伤口靠近头部,光打疫苗还不够,应尽早在伤口及周围注射抗狂犬病免疫血清,以提供早期的保护性抗体。另外,狂犬病疫苗的有效期仅6个月,如果6个月后又被犬咬伤,还需再次注射疫苗。

### 3.动物需接种狂犬病疫苗吗?

狂犬病是一种动物疫源性疾病,预防应包括动物和人,即犬类管理和对犬咬伤者进行医疗预防处理。控制动物传染源的主要措施有:给动物使用兽用狂犬病疫苗,及时捕杀无人看管的犬类或可疑患病动物。

---

**被动物咬伤处理防治之关键**

动物咬伤要注意,特别留心犬伤人。 家犬伤后莫大意,侥幸最终命归西。
伤后处理三步骤,铭记在心莫忘记。 伤口处理要及时,接种疫苗要正规。
III级联合用血清,能使发病到最低。 分级标准记在心,处理原则要牢记。
接触喂养是I级,轻咬破皮是II级,见血就是III级伤,黏膜感染莫忘记。
及时正规是关键,联合处理是保证。 感染途径控制好,发病自然就降低。

---

 你们知道了吗?

1.狂犬病病毒最不可能感染的动物是( )。

A.狗　　　　B.猫　　　　C.蝙蝠　　　　D.家禽

2.下列哪项不是狂犬病病毒感染后发病早期的表现?
( )

A.恐水　　　B.抽搐　　　C.瘫痪　　　D.面肌痉挛

3.狂犬病不可能通过下列哪种方式传染?( )

A.病犬抓伤　　B.伤口接触患病动物的分泌物

C.被狗惊吓　　D.被狗舔舐

4.被狂犬咬伤,就肯定会得狂犬病吗?( )

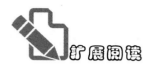扩展阅读

## 狂犬病疫苗发明者——路易·巴斯德

19 世纪下半叶中期,突然袭来的狂犬病在法国大流行。肆虐的病情使医务工作者束手无策,法国陷入了恐慌。在举国的焦虑中,巴斯德责无旁贷地开始了对狂犬病的研究。开始,他认为狂犬病是由于细菌所致,于是就取来疯狗的血液在显微镜下观察,结果却发现什么异常都没有。其实,狂犬病的病毒和细菌相比要小得多,一般的显微镜根本就观察不到。然而,限于当时的科技水平,这一点巴斯德当时是根本不可能知道的。所以几经周折,他都无法培养出意想中的"细菌"。

这可怎么办?巴斯德想尽了办法,试图取得狂犬病的疫苗。最终,他把疯狗的脑髓干燥起来,使病毒毒性减弱,然后将其注射到动物的体内,观察反应。功夫不负有心人,他惊喜地发现,病毒在动物体内产生了抗体。

不过,干燥狂犬脑髓的办法很不可靠。于是巴斯德经过进一步的研究,发明了活体培养法。他把狂犬病的毒液注射到兔子的脑膜里,当其死后,再提出脊髓接种到另一只兔子的脑膜里,这样经过多次,狂犬病毒的毒性就变得十分微弱。这种活体培养出的微弱病毒,就是狂犬病疫苗。从理论上讲,由于狂犬病病毒的发作都有一定的潜伏期,因而只要在被狂犬咬伤后及时注射这种疫苗,就能挽救生命。

狂犬病疫苗培养成功了,但谁愿做使用疫苗的第一人

171

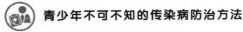 

呢？1885 年 7 月 6 日，一位母亲抱着一个被疯狗咬伤的男孩四处求医。医生们无奈地摇头叹息。一位医生说："去找巴斯德吧，或许还有点希望……"

巴斯德当然不能见死不救，但也要说明利害关系："夫人，这种疫苗可从来没有在人的身上实验过……"不过男孩的母亲表现得十分明智。于是，人类史上第一只狂犬病疫苗注射到了小男孩的身体内。随后，巴斯德逐渐加大剂量。7 月 16 日，巴斯德给男孩注射了第 14 只，也是最后一只疫苗。这只疫苗毒性很大，可以使一只兔子立时毙命。

大家交织着希望和不安的心情等待着。潜伏期过了。更长的时间过了。小男孩得救了，人类第一次人体预防狂犬病获得成功。从此，一个新的学科——医学免疫学诞生了。

狂犬病疫苗的成功培养极大地恩泽后人，巴斯德也因此被誉为医学史上"得到人类最大的赞扬和感谢"的人。

# 二、老萧的烦心事儿
## ——口蹄疫

案例

某市的萧市长正在办公室处理公务，突然接到一个电话。

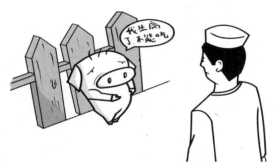

"市长，有个紧急情况，刚刚接到卫生部门通知，我们市可能出现了牲畜五号病了，现在疫情正在蔓延！"胡秘书的声音有些紧张。

萧市长微微一愣："牲畜五号病？是什么病？有什么大规模危害？"

这不能怪萧市长，谁都不是全才。他不是学兽医出身，不知道牲畜五号病实在太正常不过了。胡秘书其实也只是听卫生部门的同志讲了一两句，具体是什么情况，他也不是十分清楚。只好道："呃……就是，主要是猪啊，牛啊，羊啊之类的牲畜得的一种流行病，又叫口蹄疫，反正比较严重。"

 互动讨论

那么,什么是口蹄疫呢? 目前口蹄疫在世界范围的流行趋势如何呀? 口蹄疫会不会感染人类,我们又该如何预防呢? 接下来,就让我们走近"口蹄疫"吧!

 知识加油站

### 1.什么是口蹄疫呢?

口蹄疫是由口蹄疫病毒引起的,偶蹄动物共患的一种烈性传染病,是以在其舌面、口腔及蹄部形成水疱和糜烂为特征的一种急性高度接触性传染病。[1] 幼龄动物的发病率与死亡率都很高,它

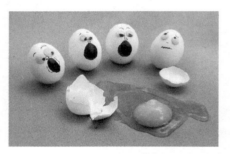

在家畜传染病中是传播速度最快、发病率最高、流行最猛的传染病之一。[2] 世界动物卫生组织将口蹄疫列为 A 类传染病之首,我国也将其列为一类动物疫病(17 种)的第一位。《2010 年国家动物疫病强制免疫计划》将口蹄疫列为猪的 3 大强制免疫计划(口蹄疫、高致病性猪蓝耳病、猪瘟)之首,要求对所有猪进行 O 型口蹄疫强制免疫。

---

[1]　吴永宁."口蹄疫"简释.科技术语研究.2001(02).
[2]　郭雄先.动物口蹄疫检疫与防疫.山区开发.2003(05).2003-05-26.

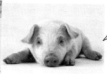

偶蹄动物：就是脚趾是偶数的动物。偶蹄目一共有三大类：一类是反刍类，比如牛科、鹿科；一类是猪形类；还有一类是胼足类，只有骆驼科。

**常见偶蹄动物**

目前已知口蹄疫病毒在全世界有 7 个主型，以及 65 个以上亚型。O 型口蹄疫为全世界流行最广的一个血清型，我国流行的口蹄疫主要为 O、A、C 三型及 ZB 型（云南保山型）。[1]

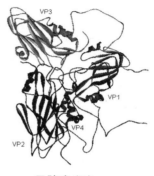

VP3

VP1

VP4

VP2

**口蹄疫病毒**

### 2.口蹄疫是怎么传播的呢?

传染源。处于口蹄疫潜伏期和发病期的动物，几乎所有的组织、器官以及分泌物、排泄物等都含有口蹄疫病毒。病毒随同动物的乳汁、唾液、尿液、粪便、精液和呼出的空气等一起排放于外部环境，造成严重的污染，形成了该病的传染源。

传播途径。口蹄疫的传播途径有多种，主要包括：(1)直接接触传播，如易感动物与被感染动物及其排泄物直接接触；(2)间接传播，主要通过带毒媒介物和器械传播；(3)气源传播，口蹄疫病毒可以随发病动物呼出的气体传播；(4)水源传播，如污染的饮水、水源等；(5)乳汁传播。

易感动物。"口蹄疫病毒"（FMD）所感染的对象仅为偶

---

① 　吕惠序.猪口蹄疫的临床特点与综合防治.养猪.2010(03).

蹄类动物（包括家畜和野生动物），天然宿主为牛、猪、骆驼等。绝对不会感染其他家畜及鸡、鸭等家禽。

人类可能通过接触受感染动物而罹患口蹄疫，但这种情况极为罕见。因为口蹄疫病毒对胃酸敏感，所以人类通常不会通过食用肉类感染口蹄疫病毒。

### 3.口蹄疫现在的流行趋势是怎样的呢？

1897 年，Friedrich Loeffler 首先揭示口蹄疫起因为病毒。口蹄疫在全球许多地区（包括欧洲、非洲、亚洲和南美洲）都有发生。该病的大范围蔓延及迅速传播已经引起了国际社会的广泛关注。

目前，世界上大多数的国家属于"口蹄疫疫区"，非口蹄疫的国家或地区仅占少数，如美国、加拿大、日本、韩国、澳洲、新西兰及一些欧洲国家等；东南亚各国包括中国等皆属"口蹄疫疫区"。

### 4.口蹄疫都有哪些表现呢？

阶段一：潜伏期。人的潜伏期为 2～6 天，人体发病过程和易感动物十分相似，表现为体温升高、口腔发热、口干、口腔黏膜潮红、出现水疱。手足部位的皮肤亦出现水疱。

阶段二：前驱期。病状不明显，常表现为全身不适、疲乏，伴有口腔、舌咽局部充血和颈淋巴结肿大。常有轻微头痛、不适及发热等症。

阶段三：发疹期。病毒侵入处出现原发疱疹，患者体温可达 39℃，并伴有头痛、恶心、呕吐、腹泻，少数可致低血压、心肌炎等症状。在指端皮褶和指掌面有蜇刺感和烧灼感，发生水疱的先兆部位为指掌部。有时口腔黏膜也可发生水疱，口腔内形成的水疱凸出而饱满,周围有充血区,初发时水疱液澄清而呈微黄色,原发性水疱消退后 5 天内还会出现继发性水疱。足部、掌跖部,因皮肤较厚,发生的水疱平坦。口腔水疱会影响饮食及吞咽。[①]

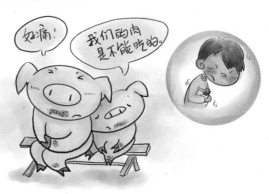

口蹄疫发疹期

阶段四:恢复期。高热数天后多数患者如能及时对症治疗便会进入恢复期,常可在 2 周内完全康复,无后遗症。婴幼儿和体弱儿童和老年患者,会有严重的呕吐、腹泻、心肌炎、循环紊乱和继发感染,如不及时治疗可导致严重的后果。

## 5.口蹄疫还会造成哪些损害呢?

口蹄疫病毒在皮肤上形成水疱,然后病毒进入血液引起病毒血症和皮肤、器官组织病变和相应症状,胃和大小肠黏膜可见出血性炎症。另外,具有诊断意义的是病毒可致心肌病变,恶性口蹄疫可在心肌切面上见到灰白色或淡黄色条纹与正常心肌相伴而行,如同虎皮状斑纹,俗称"虎斑心"。

177

---

① 　聂青平.浅谈动物口蹄疫与进出境卫生检疫.中国动物检疫.2002(01).

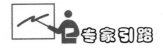 专家引路

### 1.如何预防口蹄疫呢？

病畜疑似口蹄疫时，应立即报告兽医机关，病畜就地封锁。所用器具及污染地面用 2％苛性钠消毒，确认后，立即进行严格封锁、隔离、消毒及防治等一系列工作，发病畜群扑杀后要无害化处理，工作人员外出要严格全面消毒。病畜吃剩的草料或饮水，要烧毁或深埋。

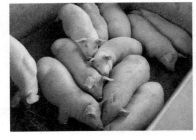

畜舍及附近用 2％苛性钠或 1％～2％福尔马林（甲醛）喷洒、消毒，以免散毒。对疫区周围牛羊接种，选用与当地流行的病毒株型相同的疫苗、疫种。

口腔有溃疡时，用碘甘油合剂每天涂 3～4 次，用大蒜或 10％食盐水也可。蹄部病变，可用消毒液洗净，涂甲紫溶液或碘甘油，并用绷带包裹，不可接触湿地。

对病畜要加强饲养管理及护理工作。每天要用盐水、硼酸溶液等洗涤口腔及蹄部，要喂以软草、软料或麸皮粥等。[①]

> **口蹄疫疫苗**
>
> 将会引起口蹄疫的病毒利用生物科技大量培养，收集后再予杀死等适当处理后，制成"口蹄疫疫苗"。将疫苗注射健康的猪数天后，就引起猪体内产生由蛋白质组成的免疫抗体，并于第一剂注射后 3～4 周再注射第二剂，以提高抗体的产生，此免疫抗体即可保护猪不受口蹄疫病毒的感染。

---

① 张晓东.杨恒顺.你知道怎样预防口蹄疫吗.质量指南.2001(S2).

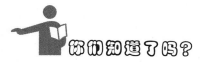

1.什么是口蹄疫？

2.人如何预防口蹄疫病毒感染？

3.我们可以采取哪些有效又科学的方法来预防口蹄疫呢？

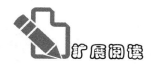

### 你们不知道的"X 号病"

目前我国公布的传染病当中,甲类只有鼠疫和霍乱两种,再加上已经被消灭的天花,民间习惯称之为"一号病""二号病"和"三号病"。"四号病"为鸭瘟,而"五号病"便是我们本章所提到的猪口蹄疫。它们都是急性传染病。

那么,为什么这些传染病要被称为一、二、三、四、五号病呢？

主要是 20 世纪改革开放前,中国为了对外保密,将某些急性传染病以 X 号病来代替,但现今已不采用此方法了。SARS、禽流感等都是以最快速度通报世界卫生组织,从而得到了国际社会的广泛好评。

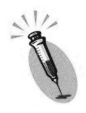

常识误区:口蹄疫≠手足口病

近两年来,由于口蹄疫在亚欧国家的牲畜中不断爆发流行,英、法以及蒙古、韩国大规模牲畜动物爆发的口蹄疫,已让全世界震惊。口蹄疫病毒可以传染给人而使人染病,大量的动物患病也将人类置于口蹄疫的"魔影"下。手足口病是儿童中常见的传染病,发病季节和某些症状与口蹄疫有相似之处。因媒体对口蹄疫的关注度越来越高,家长对孩子的身体健康也非常关心,这使得很多家长误把患儿的手足口病当成了口蹄疫。但实际上它们却是两种传染病,不应混为一谈。

口蹄疫与手足口病是截然不同的两种传染病,主要有以下区别:

1.发病人群不同。人患口蹄疫决定于与病畜的接触,发病人群没有年龄特点;手足口病主要是幼儿传染病,3岁以下患儿占绝大多数,很少有超过5岁以上者。

2.病原体不同。口蹄疫的病原体为口蹄疫病毒,属人畜共患病原体;手足口病是由数种肠道病毒感染所致,各地流行中常见病毒株是柯萨奇病毒A组16型(即COX.A16)。

3.传染源不同。口蹄疫病毒只引起偶蹄类动物,如牛、羊、猪、鹿、骆驼等发病,而只有当兽疫出现时,人才有可能患上口蹄疫;手足口病的传染源是患者和肠道携带病毒的人,属于人类传染疾病。

4.传播途径不同。口蹄疫是通过接触病畜口腔、蹄冠部的溃疡烂瘢,经皮肤黏膜感染的;偶尔也有因食用了病毒污染而又未加热(巴氏消毒)的奶而患病的。而手足口病是由于接触病人的生活用品、食具、玩具而经口感染的,也可通过呼吸道传播。

5.症状体征不同。口蹄疫、手足口病虽患病部位均在口腔、手指间、足趾端,有相似之处,但症状体征各有不同。口蹄疫起病后主要表现为发热等全身中毒症状和局部疱疹损害两大特征。手足口病大多无发热或低热症状,仅出现呼吸道感染和口腔黏膜疱疹及手指、足部、臀部、膝部丘疹。

6.流行情况不同。人患口蹄疫是极为罕见的,而手足口病可出现不同规模的流行。

# 三、不必"谈鸡色变"
## ——人感染高致病性禽流感

周六,小强的爸爸带着小强去吃他平时很喜欢吃的肯德基,但是小强说什么都不肯去了。爸爸有点儿纳闷了,为什么儿子突然不爱吃了? 小强说,班上同学们都在说现在有禽流感,吃鸡肉会得禽流感的!

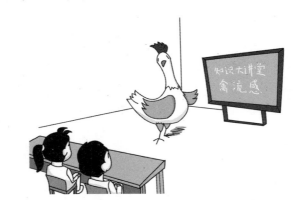

2004 年伊始,才从 SARS 阴影中走出来没多久的国人又迎来了一场新的灾难——禽流感,不少人开始"谈鸡色变"。那么到底什么是禽流感呢? 吃了鸡肉,真的会得禽流感吗?

下面我们就一起来了解下吧！

知识加油站

### 1.什么是人感染高致病性禽流感？

人感染高致病性禽流感，是由禽甲型流感病毒某些亚型中的一些毒株如 H5N1、H7N7 等引起的人类急性呼吸道传染病。禽流感病毒高度感染禽类和鸟类，仅在罕有情况下会跨越物种障碍感染人群。患者患病多是因为直接接触了感染禽流感的禽类或鸟类。

我们一般把人感染高致病性禽流感通称为禽流感。

20 世纪初期，禽流感在意大利被首次确认。1960 年，1000 多只普通燕鸥在南非死亡，这是第一次发现禽流感引发的高死亡率案例。到了 1997 年，人们在香港发现人类也会感染禽流感，世界卫生组织对此也表示了高度关注。自此以后，本病一直在亚洲区零星爆发，然而从 2003 年 12 月开始，此病在越南、韩国、泰国严重爆发，并造成多名越南病人丧生。直到 2012 年，该疫症不但没有平息，而且还不断扩散。越南农业与农村发展部兽医局近日通报称，2012 年以来，禽流感疫情已在中部和南部的清化、广治和朔庄三省复发，并造成近 2000 只家禽死亡，超过 4000 只家禽被销毁，已出现人感染禽流感致死的病例。种种迹象表明，我们必须高度重视此种疾病。

### 2.什么是禽流感病毒？

目前所称的禽流感病毒是由禽类或鸟类传给人的 H5、

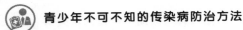 

H7、H9 等多种亚型流感病毒的总称,其中已发现能感染人的有 H5N1、H9N2、H7N7 三种亚型毒株。

禽流感病毒不耐热,它在零下 70℃ 的条件下可以长期存活,在 0℃～4℃ 时能存活数周,而在 100℃ 一分钟或 56℃ 三十分钟灭活。此外,它对干燥、紫外线以及乙醚、氯仿、丙酮等有机溶剂、常用消毒剂都敏感。禽流感病毒可在禽类尤其在水禽胃肠道复制,经粪便排出体外,禽类泄殖腔中含有大量禽流感病毒,病毒如受有机物保护可有较大抵抗力,病毒颗粒的感染性在粪便中可保持一周,在干燥尘埃中存活 2 周,在水中可保持 1 个月,在冷冻的禽肉和骨髓中可存活 10 个月之久。[1]

### 3. 人感染高致病性禽流感是怎样传播的?

易发季节:冬春季。

传播途径:(1)直接密切接触感染病毒的禽类及其分泌物、排泄物,经空气飞沫吸入禽类分泌物或排泄物中的病毒颗粒,以及"粪—饮水—口"是人感染禽流感的主要方式和途径;(2)密切接触被病毒污染的饲料和运输工具等;(3)通过蚊虫传播、污染物间接接触,在受禽流感病毒污染的水中游泳、将病毒自我接种到上呼吸道黏膜等,都存在环境到人的传播途径的可能性;(4)不接触病禽死禽的普通公众一般不会感染禽流感病毒,而且它在人与人之间无强传染性,然而禽流感病毒发生变异后,往往能通过人与人传播。

易感人群:一般认为,人类对禽流感病毒并不易感。尽管任何年龄均可被感染,但在已发现的感染病例中,13 岁以

---

① 梁万年.流行病学进展(第 11 卷).北京:人民卫生出版社,2007:22～48.

下儿童所占比例较高,病情较重,属于易感人群。①

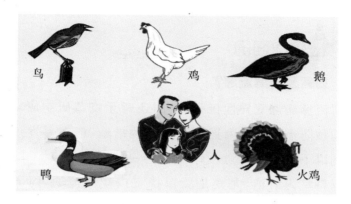

**传染源**

### 4.禽流感有哪些症状?

人感染高致病性禽流感的潜伏期常为 1～3 天,一般不超过 7 天,患者在潜伏期有传染性。人感染 H7N7 亚型病毒可表现出眼结膜炎和呼吸道症状,几乎所有病例均有肺炎,但感染 N5N1 亚型者预后差,病死率约 30％～50％。② 禽流感主要症状有:患者起病急,呈急性病容、面颊潮红、发热、体温在 39℃～40℃,眼结膜轻度充血、眼球压痛、轻度呼吸道症状,可伴流涕、鼻塞等症状及咽痛、咽充血、口腔黏膜出现疱疹、咳嗽、有血性痰,全身症状重,表现为头痛、乏力、头部和脸部水肿、全身酸痛。部分患者可能伴随有恶心呕吐、腹痛、便秘或腹泻等轻度消化道症状,以及胸膜痛、鼻出血、牙龈出血等,甚至可能发生肾衰竭、败血性休克而死亡。这些症状中的任何一种都可能单独或以不同的组合出现,人感染禽流

---

① 甘孟侯.禽流感.第 2 版.北京:中国农业出版社,2004.

② 甘孟侯.禽流感.第 2 版.北京:中国农业出版社,2004.

感的愈后与所感染的病毒亚型有关,多数患者治愈后良好。

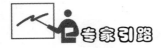

### 1.如何预防禽流感?

禽流感病毒变异性极强,目前还暂无疫苗研制成功。因此它的预防措施基本参照预防流感的措施,但在爆发疫情时应做到以下要求:

保持室内清洁,尤其是要保持室内空气流通,每天开窗换气 2 次,每次至少 10 分钟,尽量少到空气不流通的场所。

养成健康的生活方式,平时加强体育锻炼,注意个人卫生,打喷嚏或咳嗽时掩住口鼻。

注意饮食卫生,不吃未彻底煮熟的禽类、蛋类,加工、保存食物要生熟分开;养成良好的卫生习惯,搞好厨房卫生,剖杀禽、畜及其制品要彻底洗手。

注意生活用具消毒处理,重视高温杀毒。

发现禽类疫情时,应避免与家禽和野禽接触,特别是儿童。避免到禽流感疫区旅行。

有发热及呼吸道症状者应戴口罩,尽快就诊,并告诉医生有无外出到禽流感疫情地及与禽类接触史。

### 2.如果不幸感染了禽流感,我们该怎么办?

疑似和确认感染禽流感的人均应立即住院隔离治疗,多休息,多喝水,增加营养。

对症治疗:可应用解热药、缓解鼻黏膜充血药、止咳祛痰药等,儿童忌用阿司匹林或含阿司匹林以及其他水杨酸制剂的药物。

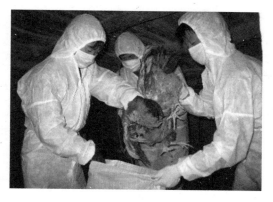

**扑杀疫区禽类**

抗流感病毒治疗：应在发病 48 小时内试用抗流感病毒药物。

中医药治疗：参照感冒（流感）及风温肺热病。

你们知道了吗？

1.禽流感一般发生在一年中的几月份？（　　　）

A. 一月和二月　　　　　B. 四月和五月

C. 七月和八月　　　　　D. 十月

2.人感染禽流感病毒后，一般没有下列哪些症状？（　　　）

A. 头疼、乏力　　　　　B. 流鼻涕、鼻塞

C. 高烧 40℃以上　　　　D. 恶心呕吐、腹痛

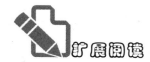扩展阅读

**不必"谈鸡色变"**

突如其来的一场禽流感，让以经营炸鸡和鸡肉汉堡为主

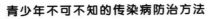

**青少年不可不知的传染病防治方法**

的肯德基等连锁快餐店生意受到不小的影响。人们开始有点儿不喜欢食用鸡肉、鸭肉了,而猪肉、牛肉等却价格上涨。其实大可不必如此,禽流感病毒虽然可怕,人类感染禽流感的几率却很小。在场院养殖环境下,销售活禽系统、家庭屠宰、脱毛和清除内脏等操作,为人群广泛暴露于可能受污染的家禽的各部位创造了机会。因而,必须穿戴防护器具、采取防止个人污染的措施。大量确认的患者是在对病禽或死禽进行烹调前的屠宰或后续处理过程中受到了感染。因此,必须制止接触明显病禽或死禽的做法。一般来说,应禁止人类食用病禽或死禽。

H5N1型禽流感病毒分布于受感染鸟类的血液、肉和骨骼等部位。禽流感病毒可在受污染、未加工处理的禽肉中存活,因而病毒可以在鲜冻肉等受污染食品的销售过程中发生传播。在疫区,一些禽类(例如家鸭)可成为病毒的无症状携带者。免疫接种后的禽类也可携带病毒而不表现任何症状。在这些地区,对家禽进行有效的监测是非常重要的。如缺乏监测体系,应避免家庭屠宰。在非疫区,病毒在禽类中存在的可能性非常低。因而,消费者或者是餐馆工作人员销售、处理感染禽类的可能性就更低。在这种情况下,禽流感相关的公共卫生风险可以忽略。

### 1. 吃鸡是否安全?

食用适当处理和烹调过的鸡是安全的。在达到传统的烹调温度(中心温度至少达到70℃或肉的任何部位不呈现粉红色)后病毒可以被灭活。迄今为止,尚无流行病学数据表明人在食用受污染但经适当烹调后的禽肉后受到感染。

有报告认为,几起人感染病例可能与食用生禽成分有关

（例如用生血做的菜肴）。因此，应强调必须将食用任何生禽成分视为高风险行为并予以劝阻。在受高致病性 H5N1 型禽流感病毒感染的地区，如果不遵守良好的卫生规范，在烹调前未处理冷冻或解冻受感染的生禽肉可能会受到感染。应该采用如下标准卫生操作规范以避免交叉污染：经常清洁和消毒用于家禽准备的所有工作台、设备和器具，经常洗手；生熟分开；确保将食品烹调到适当的温度，食品中所有部位温度均达到 70℃ 或者肉汤清澈，或者肉色不再呈粉红色。

## 2. 吃蛋是否安全？

在受感染禽鸟所产的禽蛋的内部和表面可发现高致病性 H5N1 型禽流感病毒。目前没有流行病学证据表明人通过食用蛋或蛋制品时感染禽流感。只有适当烹饪才可以灭活蛋内的病毒。不应生食或食用未熟透（流淌的蛋黄）的来自疫区的禽蛋。对蛋进行巴氏消毒或者烹调将显著减少其他传染病的传播潜力（例如沙门氏菌病）。

禽流感病毒只是少量存在于鸟、禽类动物中，而且人类只有很小的几率感染。而且只要避免与病禽、死禽等接触，不吃未经过充分加热的肉、蛋类食品，我们是不可能感染禽流感病毒的。所以禽流感离我们很近，也离我们很远。

# 四、可怕的"剪毛工病"
## ——炭疽

案例

炭疽病曾给人类造成巨大灾难。公元 80 年,古罗马炭疽病流行,导致近 5 万人死亡。19 世纪,中欧有 6 万人因患炭疽丧生,数十万牲畜死亡,仅俄国诺夫戈罗德的一个地区在 1867～1870 年间就有近 6 万头牲畜和 500 多人死亡。由于最易染上炭疽病的人群是屠宰工人、制革工人、剪羊毛工人等,人们也曾把它称做"剪毛工病"。

在两次世界大战中,炭疽杆菌曾被德国、日本等作为生物武器在战争中应用,导致一些地区的炭疽杆菌污染至今仍没有被完全清除。

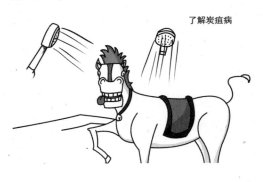

了解炭疽病

美国"9·11"事件后,恐怖分子曾把炭疽杆菌作为"生物武器"放在信封里寄到美国,导致美国至少 22 人遭受炭疽杆菌感染,5 人死亡。①

---

① 摘自《北京日报》,2012-8-29.

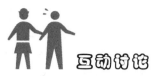

## 互动讨论

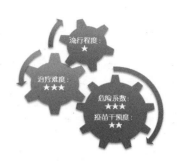

　　亲爱的同学们，看了上面的案例，相信大家对炭疽病都有了初步的认识。炭疽病究竟有多神秘呢？让我们一起揭秘这种流传已久的可怕疾病吧！

## 知识加油站

### 1. 炭疽病是什么样的疾病？

　　炭疽病为一种致死率较高的急性传染病，于 1850 年由法国人首次发现。它是一种人畜都会罹患的疾病。病畜的症状是高温发烧，痉挛，口腔和肛门出血，胸部、颈部或腹部肿胀。人感染后，则发生皮肤脓疱、咳嗽、吐痰、呼吸困难、脾脏肿胀等症状。

### 2. 炭疽病是由哪种病原体引起的？

　　炭疽病是由炭疽杆菌引起的急性传染病。本病散布于世界各地，而以南美洲、亚洲及非洲等牧区为多，呈地方性流行，四季均可发病，为一种自然疫源性疾病。近年来，由于世界各国的皮毛加工业等集中于城镇，炭疽病也爆发于城市。我国炭疽病的高发区主要在牧区，全年均有发病，7～9 月为发病高峰[①]。

---

　　① 马文辉，周然等. 流行病和传染病. 北京：科学出版社，2011.

自然疫源性疾病：若干种由动物作为传染源的疾病，如鼠疫、肾综合征出血热、乙型脑炎、炭疽、狂犬病、莱姆病、布鲁氏菌病等，经常存在于某个特定的区域。因为该地区具有该病的动物传染源、传播媒介及病原体在动物间传播的自然条件。当人类进入该地区时因感染而得病，这些地区就被称为自然疫源地，这些疾病称为自然疫源性疾病。

### 3.炭疽病是怎样传播的？

传染源：主要是患病的草食动物如牛、马、骆驼等，其次为猪和狗。

传播途径：接触感染是本病流行的主要途径。人直接或间接接触患病体的分泌物及排泄物而被感染。炭疽杆菌可通过皮肤黏膜、呼吸道及消化道进入人体。皮肤直接接触病畜及其皮毛最易感染，吸入带大量炭疽芽孢的尘埃、气溶胶或进食被炭疽杆菌污染的肉类可分别发生肺炭疽和肠炭疽。使用未消毒的毛刷，或被带菌的昆虫叮咬也可致病。病人的痰液及飞沫中虽含有炭疽杆菌，但作为传染源极少见。炭疽病鲜见以"人传人"的方式传播。

易感人群：人类对炭疽杆菌普遍易感，尤以牧民及相关人员多发，病后无持久免疫力；炭疽杆菌侵入人体后，借其荚膜的保护，在局部皮肤的黏膜大量繁殖，并释放炭疽毒素使人致病。

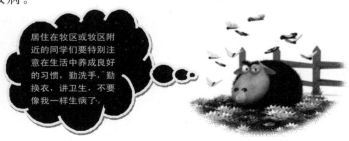

居住在牧区或牧区附近的同学们要特别注意在生活中养成良好的习惯，勤洗手，勤换衣，讲卫生，不要像我一样生病了。

### 4.炭疽病的潜伏期一般是多久?

炭疽病的症状因感染方式而有所不同,通常在接触炭疽孢子后大约 7 天出现。在这大约 7 天中,大多数感染者并没有感到什么不适,他们像正常人一样工作和学习,但是炭疽杆菌早就在他们的身体里"安家落户"了。

潜伏期:病原体从侵入生物体一直到疾病症状出现的这段时间。

### 5.炭疽病发病时有哪些表现?

炭疽病中皮肤炭疽占 90% 以上,并且皮肤表现也最容易被观察到。皮肤症状常见于面、颈、肩、手、脚踝等裸露在外的部位,病患处初起时有发痒的丘疹,顶部出现水疱,内含淡黄色液体,周围组织硬而肿,继而发展为中央部分呈黑色的无痛溃疡,血样分泌物结成黑色似炭样的干痂,附近的淋巴结可出现肿大压痛。吸入性炭疽(肺炭疽)病初时与感冒症状相似,数天后会有寒战、高热、气急、呼吸困难、喘鸣、发绀、血样痰、胸痛等,有时在颈、胸部出现皮下水肿。肠炭疽病初时的症状包括恶心、失去食欲、呕吐、腹痛、发热及严重腹泻①。

丘疹:指的是高出皮肤的局部性突起,小如针头,大如黄豆,可能高耸或平坦,平滑或疣状结构,多为红色,由发炎、分泌物积聚或组织成分的肥厚所引起的。

发绀:指皮肤和黏膜呈青紫色改变的一种表现,也可称为发绀。这种改变是身体组织缺氧造成的,常发生在皮肤较薄、色素较少和毛细血管较丰富的部位,如唇、指(趾)、甲床等。

---

① 相国庆.传染病预防手册.北京:人民军医出版社,2010,8.

**6.炭疽病的相关检查有哪些?**

血常规检查。白细胞计数增多,血小板可减少。机体有细菌感染时血液中白细胞数量会大幅度增加,对判断身体是否感染细菌有一定的参考价值。

病原学检查。采取水疱分泌物、痰液、粪便等直接涂片或培养,可查到炭疽杆菌。(1)粪便与呕吐物标本:有消化道症状的可疑病人应收集粪便或呕吐物标本,特别注意选取其中混有血液的部分,置无菌容器中。(2)痰液标本:有呼吸道症状的可疑病人应收集其痰液标本,无痰液者应取供细菌分离培养用的培养基,打开平皿盖,置于距病人口鼻 10cm 处,令病人对平皿咳嗽,然后迅速盖上平皿。(3)脑脊液标本:有脑膜刺激症状的病人,应腰椎穿刺获取脑脊液作相关检查。

血清检查。在不具备病原学检验条件时,或者发现可疑的炭疽病人,病人已经接受了抗生素治疗的条件下,可依据血清学检验结果确定对病人的追溯诊断。

酶联免疫吸附试验(ELISA)。采用酶联免疫吸附试验来检测病人血液内针对炭疽芽孢杆菌具有保护性抗原的抗体。

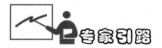

**1.炭疽病有哪些治疗措施?**

接触炭疽芽孢后,若及早以适当的抗生素治疗,可防止患上炭疽病。患病后以西医治疗为主。

局部处理。皮肤炭疽的患处严禁抚摸、挤压及切开,以防感染扩散和加重。伤口可用 2% 过氧化氢或 0.05% 高锰酸钾液清洗,然后敷以红霉素软膏或四环素软膏。

药物治疗。(1)首选青霉素:过敏者禁用,使用青霉素之前需进行皮试。(2)庆大霉素:可与青霉素联合应用以加强疗效,对本药过敏者慎用。(3)红霉素:红霉素不宜与青霉素联用,否则疗效降低,对本药过敏者慎用。

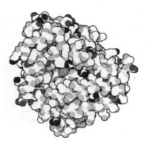

**青霉素的分子模**

其他症状治疗。(1)严重呕吐腹泻者应及时静脉补充液体,稳定体内的水盐平衡。(2)出血者应及时予以止血。(3)高热抽搐者应一边物理降温,如冰块,一边药物控制,如安定。[①]

### 2.日常生活中怎样有效远离和预防炭疽病?

学校应定期组织师生举办卫生健康宣教活动,提倡养成良好的生活习惯。例如,勤换衣,勤洗手,不接触疑有病菌的物品。

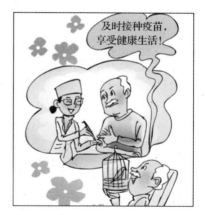

防止皮肤受伤,如有皮肤破损,立即涂拭 $3\% \sim 5\%$ 碘酒,以免感染。

从事畜牧业,畜产品收购、加工、屠宰业等工作人员和疫区人群,每年定期接种炭疽杆菌减毒活疫苗 1 次。

195

---

①　马文辉,周然等.流行病和传染病.北京:科学出版社,2011.

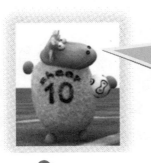

勤锻炼来身体好，免疫强来疾病少。最重要的是大家要记住，一旦身体出现不舒服，一定要到正规医院就诊啊！

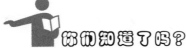

1. 炭疽病的可怕之处在哪里？

2. 炭疽病通过什么途径传染给人类？

3. 通过哪些措施，我们可以有效地预防和治疗？

4. 患了炭疽病后，身体会出现哪些变化？

 **扩展阅读**

## 历史中的炭疽杆菌和炭疽病

### ◆ 炭疽杆菌的发现

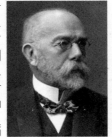

Robert · Koch，德国医生、科学家，1875 年首先辨认了导致炭疽病的细菌。他在 19 世纪末期第一次提出该疾病可能是由微生物造成的。通过反复的实验，他揭露了炭疽病传播的秘密和手段。他的发现不仅帮助人们加强了对炭疽病的理解，而且阐明了微生物在导致病症中所扮演的角色。Koch 在生理学方面对疾病机制的研究和对医学发展的贡献使他被授予了 1905 年的诺贝尔奖。今天,Koch 被当做是一位现代细菌学历史中最重要的生物学家和创建者。

### ◆炭疽病大爆发的著名事件——1979 年"斯维尔德洛夫斯克炭疽热事件"

1979 年四五月间,苏联城市斯维尔德洛夫斯克爆发了一场大规模的炭疽热:4 月 4 日出现首次病例,随后就报道有人死亡;4 月 19 日疾病达到高潮,一天就增加了 10 多个病人;事件一直持续到 5 月份。据参与治疗的医生说,总共有 96 人得了炭疽热,其中 17 人是皮肤感染,他们最后被治愈;79 人属于肠胃感染,这些人中有 68 人死亡。当时在斯城负责应对流行病爆发的贝比奇博士回忆说,最严重的时候有些人就死在行驶的电车上,或者在家里死亡,一切都那么突然,根本来不及叫救护车。

该事件引发了美苏之间关于细菌战武器的长期争论。据西方媒体报道,感染了炭疽热的病人几乎都工作和生活在一个军用微生物工厂附近,并猜测其与苏联的生物武器计划有关。这个报道,引起美英等西方国家的关注,他们纷纷怀疑是苏联的生物武器计划导致了这场灾难。美国方面认为,从军用微生物厂里泄露出来的炭疽热病菌是罪魁祸首,但苏联方面称是由于市民在私人屠宰厂购买并吃了被污染的坏肉感染的。1980 年 3 月 24 日,苏联塔斯社为此还发表了题为《说谎的细菌》的文章进行辟谣,代表了苏联人的观点:这是一场炭疽热的自然爆发,是一种地方病,美国的指责是刺激军备竞赛并加剧两国关系紧张计划的一部分,是对 1972 年生物武器条约合法性的质疑,是对苏联展开心理战。

然而,有报道称,时任斯维尔德洛夫斯克书记、后来的俄罗斯总统叶利钦,于 1992 年 2 月,在与美国总统布什举行峰会时说,同意美国对苏联违反 1972 年生物武器公约的指责,而且也承认斯维尔德洛夫斯克炭疽热是苏联生物武器设施造成的一次事故,不过,随着叶利钦的去世,这个故事的答案也渐渐远去了,这令整个事件的争议又蒙上了神秘的色彩。

不过,即使在苏联解体后,有关生物武器的秘密仍保守了很长时间。只是,事实终究无法掩盖,相关秘密正慢慢为世人所知。另一方面,尽管苏联已经解体,危险却依然存在,在未来很长一段时间内这也将是人类共同关心的事件。[①]

### ◆ 细菌武器——战争中可怕的炭疽杆菌

抗日战争时期,我国华北地区有一批战马感染炭疽死亡后,被封在一个窑洞里,40 多年后一个偶然的机会,一些民工挖开了这个窑洞,引起了当地炭疽热的流行,导致了十多人死亡。1918 年,德国间谍遗留了一个试管,1997 年该试管在英国的一个博物馆中被发现,其中的炭疽芽孢仍然有活性,具有致病力。炭疽杆菌是现代战争中最早、最重要的细菌武器。

由于我国是生物武器公约的缔约国,从来没有进行过细菌武器的研究和使用,但应该关注的是,炭疽杆菌在细菌武器上的应用,曾经发生在我国的土地上。例如,日本臭名昭著的 731 部队就曾经在我国研制、生产和使用过炭疽杆菌作为细菌武器。1932 年,日军在中国东北哈尔滨附近的背荫河开始设立细菌战研究基地,同时也就开始了对炭疽菌的研究。此后,731 部队在安达野外试验场曾多次进行飞机投掷

---

① 摘自北京大学王月丹教授的博客。

炭疽陶质炸弹的试验,在哈尔滨附近的松花江小岛上也曾用迫击炮试验炭疽炮弹。①

　　炭疽病对人类的巨大威胁并没有随着时间的流逝而消失,预防和治疗炭疽病的道路依然任重道远,其中预防更是重中之重。青少年是祖国的未来,因此青少年更应该注重身体的健康和疾病的预防。

---

① 摘自北京大学王月丹教授的博客。

# 五、"美丽"的隐形杀手
## ——弓形虫体病

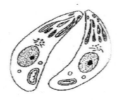 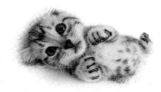

弓形虫

朋友们,你喜欢温顺乖巧的小猫咪吗?看了上面的这两张图片,你知道可爱的小猫咪和弓形虫体病有什么关系吗?你知道这种看上去"美丽"得宛若残月的寄生虫是怎样悄无声息地伤害妈妈肚子里稚嫩的宝宝的吗?

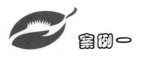 案例一

### 弓形虫可能致胎儿畸形 三家医院检查出两种结果

妇幼保健院查出怀孕 28 周的张女士感染了弓形虫,而另外两家医院检查后却告知其没有感染。"到底哪家医院查的准确啊?这孩子到底还能不能要啊!"张女士为此非常着急。

妇幼保健院对检测的结果很肯定,因为血样经过 DNA 检测后表明弓形虫感染阳性。至于为什么另外两家医院会有不同的检测结果,负责化验的医生表明:即使检测设备相

同,但如果化验用的试剂材料不同,也会出现不同的检测结果。医生还说,目前只能确定孕妇感染了弓形虫病毒,但还不能确定胎儿是否感染;如果要确定胎儿是否感染,必须作脐血化验。不过,脐血化验很可能会导致流产或者死胎。

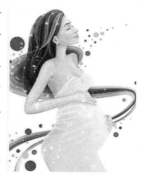

现在,张女士开始头疼了:是否要作脐血化验呢?

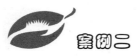案例二

14 岁的巫贝贝似乎患上了一种奇怪的病。在入院前 2

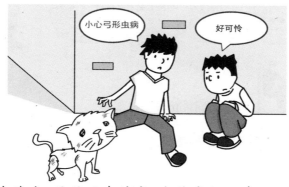

周的一个晚上,贝贝正在读书,突然意识不清、双眼向上凝视、口吐白沫、面色苍白、口唇发黑、四肢抽搐,并且无法控制大小便。但奇怪的是,这个状况只持续了 5 分钟,因而并未引起贝贝及家人的重视。入院前 6 天的晚上,贝贝再次出现四肢抽搐,发作形式和前一次相似,又只持续了 5 分钟,继而情况好转。但这次发病后,贝贝的后枕部有轻微疼痛,家人才把贝贝送到医院接受治疗。入院后,经医生们的细心诊断和

详细检查,发现罪魁祸首是寄生在贝贝脑部的弓形虫,是这个家伙诱发了癫痫。

 互动讨论

小小弓形虫,真有这么厉害?贝贝脑部的弓形虫是怎么来的?张女士到底需不需要作脐血化验呢?

欢迎小浩同学给我们讲一讲对弓形虫体病的初步印象:

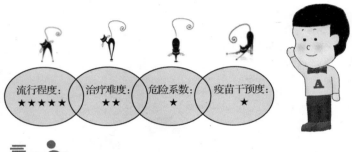

流行程度: ★★★★★　　治疗难度: ★★　　危险系数: ★　　疫苗干预度: ★

 知识加油站

## 1. 什么是弓形虫体病?

弓形虫在中医学上叫三尸虫,是细胞内寄生虫。弓形虫体病是弓形虫寄生在人体而引起的感染。全世界弓形虫的感染很普遍,弓形虫体会在身体内持续存在几个月、几年甚至更长时间。对于免疫力正常的人来说,弓形虫感染多可自愈,很少发生危及生命的情况。但是对免疫功能有缺陷者,就会有严重的后果。准妈妈感染后由于可能传染给胎儿,导致胎儿感染,后果往往也很严重。

### 2.弓形虫体病是怎样传染的?

传染源:几乎所有的哺乳动物和鸟类,如猪、牛、羊、鸡、鸭、鹅等,都可以感染弓形虫;在食用完全熟食肉类的地区,猫科动物是重要的传染源;一般情况下,人感染弓形虫体病后不会传染给其他人,也就是说病人作为传染源的可能甚小。

传播途径:人类如果吃了受感染动物的没有煮熟的肉,特别是猪肉、羊肉,就有被感染的危险,如吃火锅时涮肉的温度过低和时间过短;被污染的生牛奶、生羊奶以及生肉或切生肉的案板也可以传染;接触了被弓形体污染的生肉后不洗手直接吃饭也可以造成感染,比如,在宰杀、运输和贩卖过程中如果相关工作人员不注意改正不良生活习惯,那么患病率会大大增加。由于我国有熟食肉类的习惯,所以弓形虫体病的感染率比国外低很多。

203

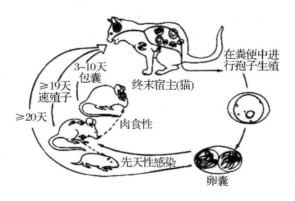

**弓形虫的生活史**

猫和猫科动物都是弓形虫的终末宿主,被感染的猫通过粪便排出的囊合子是重要的传染来源。囊合子可以在水、潮湿的土壤中生存几个月或者更长时间,成熟的卵囊可保持传

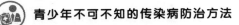 

染力一年半之久,进食了被猫粪污染的食物、水,甚至灰尘,都可能被传染。猫感染弓形虫后其体表也有弓形虫,抱着猫逗玩亦可发生接触感染。

人和其他动物除消化道感染途径外,还可以通过受损的皮肤、呼吸道、眼以及胎盘等途径感染。此外,输血也可传播弓形虫体病。

易感人群:人类对弓形虫体病普遍易感。怀孕前没有感染过弓形虫的孕妇,在怀孕期间发生初次感染,才有可能传染给胎儿;如果在怀孕前曾感染过弓形虫,身体里已经有了一定数量的抗体,那就不再有传染给宝宝的危险。不过为了养育一个健康的宝宝,在准备怀孕及怀孕期间最好不要养猫。①

### 3.感染弓形虫有哪些临床表现?

绝大多数人没有什么症状,或者症状轻微,为亚临床型。只有少数人在初次感染时可有发热、淋巴结肿大、头痛、肌肉关节痛和腹痛症状,数天或数周后随着人体免疫力的产生,症状消失,有时会被误认为感冒。

孕期接触猫,摄食了生肉或未熟肉、蛋及未洗涤的瓜果、蔬菜时,同时出现淋巴结肿大者有弓形虫感染的可能。

孕妇有弓形虫感染史,怀孕时出现反复自然流产,死胎、死产及无法解释的新生儿缺陷或死亡。尤其在妊娠4～5月时感染弓形虫最为危险,常引起流产或死产,即使足月顺产,婴儿常出现脑积水、小眼球、大脑钙质沉着、智力缺陷、视网

---

① 陈瑛,邱亚静等.孕产期检查实用手册.北京:人民军医出版社,2010.

膜炎、肝脾肿大、黄疸、出血性斑疹等症状,少数可出现掌跖斑丘疹、剥脱性皮炎、脱发及中枢神经系统症状。先天性弓形体病儿童症状严重,很快死亡。

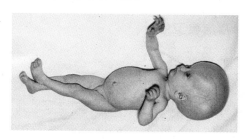

**弓形虫体病患儿**①

艾滋病者弓形体病可全身扩散,脑炎最常见,可致偏瘫,大脑受损区域支配的身体感觉出现障碍,还可导致抽搐、震颤、头痛、神志错乱或昏迷。

### 4.弓形虫抗体检查

弓形虫(TO)本身在弓形虫感染者体内极少能够查到,因此,血清中弓形虫抗体的检测是 TO 感染的主要诊断手段。血清 TO 抗体包括 TO-IgM 和 TO-IgG 两种。TO-IgM 抗体用于 TO 急性感染的诊断,其阳性见于弓形虫感染性疾病早期。TO-IgG 抗体一般提示弓形虫的既往感染。②

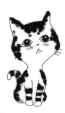

检查小贴士:弓形虫抗体检测时应注意,检查前需空腹,采取不抗凝的静脉血,并且要做到及时送检,避免溶血。

① 摘自 http://www.toxoinfo.com
② 陈瑛、邱亚静等.孕产期检查实用手册.北京:人民军医出版社,2010.

205

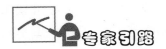 专家引路

怎样预防弓形虫感染？

### 1. 注意日常饮食卫生

①不食用生的或未熟的肉类。如果肉中的包囊未能杀死，人摄入以后可能会发生弓形虫感染，烹饪过程中因尝试肉味也可能发生感染：据估计，美国一半的弓形虫感染是由于进食生的或未熟的肉类造成的，在加工处理被弓

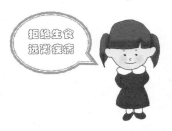

形虫污染的肉类的过程中也有可能会感染，皮肤或黏膜损伤、误食等原因使得屠宰场工人、肉类加工人员等职业从业人员成为弓形虫"进攻"的目标；在加工生肉后接着处理其他菜肴、不洗手或不清洗厨房用品如砧板、菜刀、水池，会造成食物之间交叉污染而大大提高人们感染的可能性。研究表明，在处理生肉后不经常清洗厨房用品和弓形虫感染具有相关性。

②不食用生的或未熟的蛋类和奶制品。弓形虫已经在许多中间宿主的奶中被发现，包括绵羊、山羊和牛。根据Sacks 等人的报告表明，一个家庭 24 名成员中有 10 人因喝生羊奶发生弓形虫病，而未喝生羊奶的 14 人弓形虫血清学试验为阴性。据报告，阿拉伯联合"酋长国"小学生的弓形虫血清阳性率与喝生奶有相关性。迄今由喝奶而引起的急性弓形虫体病主要是和喝生羊奶有关，但也不排除其他奶类的感染途径。弓形虫在苏丹骆驼体内的检出率高达 67％，喝生的

骆驼奶可能是当地游牧民族感染弓形虫的主要途径；另有因母乳而致婴儿感染的报告。同时，根据 Avelino 等人的报告表明，吃生的蛋类可以增加孕妇感染弓形虫的风险。

### 2.妊娠期间少接触猫,特别是猫粪

猫感染后每天可通过粪便排出 1000 万个卵囊,卵囊在适宜温度和湿度环境中 2～4 天即可发育为感染性卵囊。人因误食卵囊而感染或被猫咬伤通过滋养体感染。据调查,科学家一致认为养猫和弓形虫感染有关,也曾有 3 例被猫咬伤后发生弓形虫体病的报道。

### 3.遵医嘱进行药物治疗

弓形虫感染有多种简便有效的药物治疗方法,须按医嘱进行,孕妇感染后及时治疗可使胎儿减少感染。

#### 小鹏考考你

小鹏和小雅是同桌,上自然课的时候李老师正在给大家讲授弓形虫体的知识,大家听得非常认真,教室外还时不时地传来布谷鸟清脆的叫声。突然,小雅捂着肚子趴在了桌子上,额头布满了汗滴,肚子疼得使小雅蜷成了一团。小鹏和同学们在李老师的指导下迅速将小雅送到了校医院,小雅对王医生说:"王医生,我今天中午喝了凉水,弓形虫是不是跑到我肚子里去了?"

同学们,请大家一起讨论一下,小雅猜测得对吗?弓形虫会长在小雅的肚子里吗?

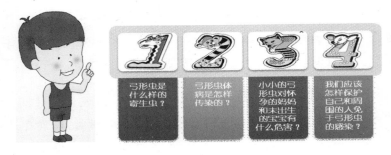

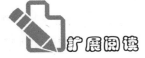

### ◆ "美丽"弓形虫的发现

同学们,照片上的弓形虫漂亮吗?可是我们千万不能被它美丽的外表所诱惑。

弓形体病又称弓形虫体病,是由刚地弓形体引起的人和动物共患的寄生在细胞内的一种原虫病。本病早在 1900 年就被 Laveran 从稻田鸟体内发现,但对其描述不够确切。

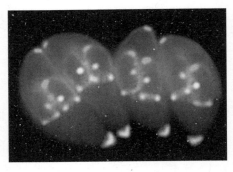

后由在突尼斯研究所工作的 Nicolle 和 Manceaux(1908 年)从北非一种称为刚地梳趾鼠的啮齿动物肝和脾内发现此虫,并作了详细确切的描述。由于此虫酷似利什曼原虫,故他们暂名为刚地利什曼虫,在 1909 年,他们确定此虫并非利什曼原虫,而建议改名为刚地弓形虫。到目前为止,已证实有 45 种哺乳动物、70 种鸟类和 5 种冷血动物在自然条件下均可感染本病。其感染率、发病率和死亡率都有逐年上升的趋势,对人和动物的健康危害性严重。犬弓形虫体病的历史比较短。自美国在 1942 年首次报道了犬、猫、绵羊自然发生的临床弓形虫体病后,1952 年 Farrel 在俄亥俄州又报道了犬、猪、牛和绵羊的弓形虫体病。根据美国、日本对人和动物弓形虫体病感染率的调查结果分别是:美国人 4%～35%,犬 29%,猫 19%,牛 16%,猪 24%,绵羊 29%,山羊 48%;日本人(成年人)5%～7%,犬 29.3%,猫 68%,猪 8.67%(个别地区高达 57.8%)。在国内已有猫、犬、猪、兔、豚鼠和野鼠等动物感染弓形虫体病的报道。[1]

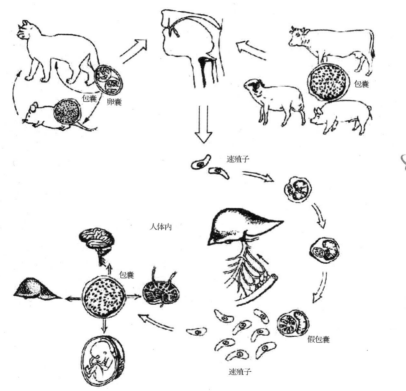

**弓形虫的传播途径**[2]

---

①　摘自维基百科,http://www.wikipedia.org/
②　摘自互动百科,http://www.hudong.com/

看了上面的图片,相信大家已经了解了弓形虫的传播方式,那么让我们一起动脑筋想一想,到底该怎样杜绝这种"美丽的小杀手"呢?

　　　　　　　手脸勤洗衣常换,讲究卫生少疾病。

　　　　　　　衣着整洁勤洗澡,饮食卫生要把好。

　　　　　　　不洁食品不入口,病从口入要记牢。

　　　　　　　不食生肉习惯好,饭前便后要洗手。

　　　　　　　宠物卫生很重要,孕妇养猫害宝宝。

　　　　　　　按时作息多锻炼,预防疾病身心健。

◆ 大家来讨论——健康源于好的生活习惯

　　在日常生活中,我们应该通过怎样的生活习惯来远离疾病?你有什么好办法吗? 让我们大家一起来讨论一下。

# 六、老鼠传播，但并非鼠疫
## —— 流行性出血热

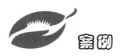案例

2011年末，青岛传出了一则令人感到不安的消息——全年累计249人感染了流行性出血热，已有13人死亡。当听说这种"出血热"跟老鼠有关之后，很多人自然地联想到了"鼠疫"。事实上早在2009年，北京的一例出血热病例也曾被传为鼠疫。二者确实都由老鼠传播，但后者比前者严重得多。流行性出血热基本上不会人传人，若及时治疗，并不可怕。

211

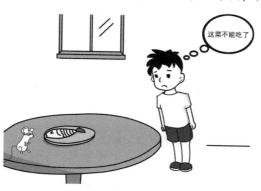

这菜不能吃了

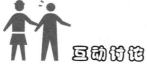互动讨论

流行性出血热到底是什么呢？那就让王医生给我们细细道来吧！

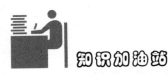

### 1.什么是流行性出血热?

流行性出血热又称肾综合征出血热,是由汉坦病毒引起的自然疫源性疾病。该病流行性广,病情危急,病死率高,危害极大。人类病毒性出血热共有13种,根据该病肾脏有无损害,分为有肾损及无肾损两大类。在我国主要为肾综合征出血热(HFRS)。在病原体未确定之前,在我国称流行性出血热,在朝鲜称朝鲜出血热,在俄罗斯称出血性肾病肾炎。由于特异性血清学诊断的确立及病原学的解决,1982年世界卫生组织统一定名为肾综合征出血热。不过我国现在仍沿用流行性出血热的病名。

本病是由病毒引起的、以鼠类为主要传染源的自然疫源性疾病。是以发热、出血倾向及肾脏损害为主要临床特征的急性病毒性传染病。本病主要分布于欧亚大陆,但 HFRS 病毒的传播几乎遍及世界各大洲。在我国已有半个世纪的流行史,全国除青海、台湾省外均有疫情发生。

### 2.我们是怎样感染流行性出血热的呢?

传染源:主要是小型啮齿动物,包括黑线姬鼠、褐家鼠、大白鼠、东方田鼠、黑线仓鼠等;除啮齿动物外,一些家畜也携带病毒,包括家猫、家兔、狗、猪等,有多宿主性。

传播途径:病毒能通过宿主动物的血液、唾液、尿液和粪便排出。鼠对人的直接传播是人类感染的重要途径。目前认为有以下途径可以引起出血热的传播。(1)呼吸道传播,

含出血热病毒的鼠排
泄物污染尘埃后形成
的气溶胶颗粒经呼吸
道感染。(2)消化道传
播,进食含出血热病毒
的鼠排泄物污染的食
物、水,经口腔黏膜及

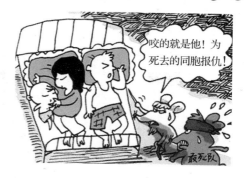

胃肠黏膜感染。(3)接触传播,被鼠咬伤、鼠类排泄物、分泌
物直接与破损的皮肤、黏膜接触。(4)垂直传播,孕妇患病后
可经胎盘感染胎儿。(5)虫媒传播,老鼠体表寄生的螨类叮
咬人可引起本病的传播。

　　易感人群:一般认为人群普遍易感,隐性感染率较低,一般
青壮年发病率高,二次感染发病罕见;病后在发热期即可检出
血清特异性抗体,1～2周可达很高水平,抗体持续时间长。

213

### 3. 流行性出血热有什么症状呢?

　　本病的潜伏期为5～46天,一般为1～2周。其典型表现
为起病急,有发热、出血和肾脏损害三大表现。典型的出血
热一般会经历发热、低血压、少尿、多尿及恢复等五个阶段。

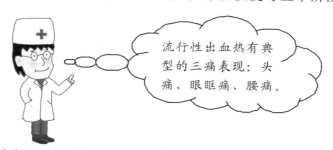

流行性出血热有典型的三痛表现: 头痛、眼眶痛、腰痛。

　　阶段一:发热期。主要表现为感染性病毒血症和全身毛
细血管损害引起的症状。大多突然畏寒发热,体温在1～2日

内可达 39℃～40℃,一般持续 3～7 日。出现全身中毒症状为高度乏力,全身酸痛,出现头痛和剧烈腰痛、眼眶痛症状,称为"三痛"。

阶段二:低血压期。主要为失血浆性低血容量休克的表现。一般在发热 4～6 日,体温开始下降时或退热后不久,患者会出现低血压,重者发生休克。

阶段三:少尿期。少尿期与低血压期常无明显界限。少数患者不会出现低血压性休克,发热以后尿量直接骤然减少。患者 24 小时的排尿量可少于 400mL。

阶段四:多尿期。肾脏组织损害逐渐修复,但由于肾小管回吸收功能尚未完全恢复,以致尿量显著增多。一般情况下,24 小时的排尿量可多于 4000mL。

阶段五:恢复期。随着肾功能的逐渐恢复,尿量减至3000mL 以下时,即进入恢复期。尿液稀释与浓缩功能逐渐恢复,精神及食欲逐渐好转,体力逐渐恢复。

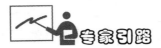 专家引路

### 1.我们应该怎样使自己不陷入患流行性出血热的困扰呢?

出血热尚无特异性病原疗法,发病后只能对症治疗,因此,预防尤为重要。

预防出血热的根本措施是灭鼠。因此我们应该搞好环境卫生和室内卫生,清除垃圾,消灭老鼠的栖息场所;做好食品保管工作,严防鼠类污染食物;作好个人防护,切忌玩鼠,被打死的老鼠要烧掉或埋掉,不要在野外草地上睡觉。

在秋季灭鼠可同时用杀虫剂进行灭螨,防螨应注意:

（1）不坐卧于稻草堆上；

（2）保持室内清洁，曝晒与拍打铺草；

（3）出血热病毒对一般消毒剂十分敏感，加热至56℃并保持30分钟或煮沸1分钟即可被灭活，因此饮用水应煮沸饮用，冷饭菜也应加热。

### 2.怎样治疗流行性出血热？

如果自己被老鼠咬伤，除了立即对伤口进行初步的清理，还应前往当地疾病与预防控制中心进行流行性出血热的筛查。即使对出血热的传播途径并不了解，但感觉自身不适、体温升高、尿量明显改变时，也要及时前往正规医院进行检查，根据医生嘱咐进行治疗。

确诊之后，在治疗早期，应严格卧床休息，避免走动、上下楼梯等体力活动造成肾脏的进一步损伤。饮食清淡，以高维生素、易消化的食物为主。在发热期，由于血管损伤导致血浆渗出而消耗过多体液，再加上高温使得身体水分蒸发过多，或伴有呕吐或腹泻，应及时补充足够量的液体，避免发生低血压休克。补液应遵照医生的指示进行，切忌自行饮用大量白开水，否则易引发尿崩症。

治疗的后期，身体逐渐好转，也要注意休息。体力活动量逐渐增加，饮食以高碳水化合物、高蛋白和多维生素为主。出院后根据病情的恢复情况和医生建议，再休息1～3个月。

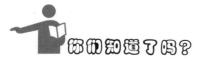

1.什么是流行性出血热？它又被称做什么呢？

2.我们怎样预防肾综合出血热的发生呢？

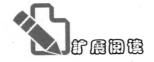

## 流行性出血热导致肾脏破裂

某医院收治了一名头痛发热伴腰痛、呕吐的患者,经仔细排查,发现其患"流行性出血热",并出现自发性肾脏破裂等严重并发症。此病与接触传染源老鼠有关。

患者是位 35 岁女性,安徽郎溪人,因发烧头痛,在当地医院当感冒治疗不见好转,而来南京鼓楼医院急诊。医生问诊时发现,患者除发烧头痛外,还有腰痛、阴道流血、皮下出血淤斑,尿中有血、尿量少到每日只有 200mL,疑似"流行性出血热",收住感染科进一步检查发现,患者肾功能损害,出血热抗体阳性,血红蛋白 43g/l(正常值 113～151g/l)贫血,CT见"左肾周边巨大血肿、腹膜后血肿"。询问患者日常生活状况,得知其家中有老鼠出没。结合病情,患者可能是接触到带病毒的老鼠,确诊其感染上流行性出血热病毒,造成全身广泛小血管病变,肾脏病变,并高度充血水肿,左肾自发破裂出血至包膜下,而包膜破裂,血液流至腹膜后形成巨大血肿,病情十分危重。经肾内科及泌尿外科会诊后,给予血液透析、药物等内科保守治疗,病情逐渐好转,恢复正常尿量,未再发热和出血,经复查 B 超、CT 显示肾脏血肿吸收。

该院感染科主任医师介绍说,"流行性出血热"是一种病毒引起的传染病,主要传染源是老鼠,以黑线姬鼠和褐家鼠为主。我国最多见,一年四季均可发病,而 3～5 月是家鼠传播高峰。人群普遍易感,一般以青壮年农民和工人较多,隐性感染率为2.5%～4.3%,从感染病毒到发病潜伏期有 2 周左右。

# 第七篇
# 经虫媒传播的传染病

"过街老鼠，人人喊打"是一句耳熟能详的歇后语。但是"蚊子唱小曲，马上要叮人"中饱含的医学常识，大家又了解多少呢？老鼠除了偷吃食物，还会传播疾病；蚊子更可怕，不光会打搅到夏天游玩的好心情，甚至还会令人染上致命疾病呢！接下来的这章，我们就来为大家介绍通过老鼠、蚊子等小动物传播的疾病——经虫媒传播传染病。

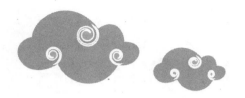
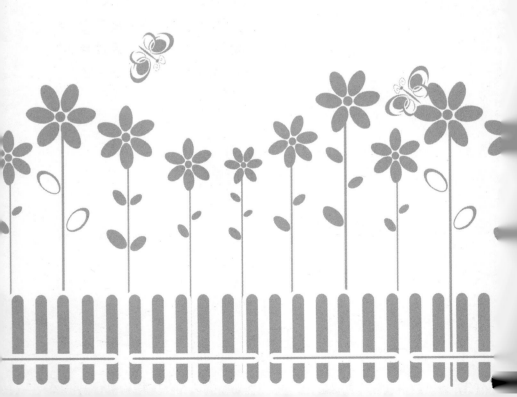

# 一、蚊子，我该打你吗？
## ——流行性乙型脑炎

有流言说，被打烂的蚊子尸体残骸可能会进入皮肤，引起真菌感染，甚至导致死亡。美国一名57岁的妇女就因肌肉真菌感染死亡，研究人员推测是打烂后的蚊子尸体残骸进入皮肤造成的。因此当发现蚊子在吸血时，最好轻轻将蚊子弹走。①

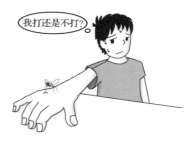

那事实的真相是什么呢？《新英格兰医学杂志》上的这篇文章是关于这样的一个病例报道：一名57岁的妇女因真菌感染，并最终导致大面积脑梗死而死亡。通过病理检查，研究人员确认是因为感染了小孢子虫属的真菌，并推断感染这种真菌的可能原因是打死的蚊子残骸。导致这名妇女死亡的小孢子虫在通常情况下并不会感染人体，只在那些因为艾滋病或器官移植而免疫力低下的人身上才出现。病例中的这位57岁妇女因为风湿性关节炎，正在接受一种会降低机体免疫力的药物治疗。由此看来，导致这起死亡病例的原因，

---

①　果壳网・谣言粉碎机，http://www.guokr.com/article/22701/

除了这种致病的小孢子虫,还有很重要的一点就是病人自身的免疫力低下。而对于一般的健康人群,通过蚊子残骸而受感染的几率是很小很小的。

在弄明白了这个病例是怎么回事以后,再来看流言得出的结论:"当发现蚊子在吸血时,最好轻轻将蚊子弹走。"这样做多少显得有些因小失大。前文提到的真菌感染属于罕见病例,但是通过蚊子的叮咬就可能造成的疾病传播却不是罕见的,"大名鼎鼎"的疾病就有流行性乙型脑炎、疟疾等传染病。发现蚊子并消灭它是第一要务。伦敦热带医学与卫生学院的医学昆虫学专家克里斯·柯蒂斯表态:"蚊子不是吃素的。赶走了,它还会回来的,有没有!就算冒着这丁点感染的风险,哥也要拍死它的……"

## 互动讨论

蚊子的罪行还真不少啊!流行性乙型脑炎对人体会有哪些危害呢?下面就请同学们通过以下内容来获取答案吧!

## 知识加油站

### 1.什么是流行性乙型脑炎呢?

流行性乙型脑炎(简称乙脑)的病原体于1934年在日本发现,故又称日本乙型脑炎。1939年我国分离出乙脑病毒,并在新中国成立后进行了大量调查研究工作,改名为流行性乙型脑炎。流行性乙型脑炎是由乙脑病毒引起的,由蚊虫传播的、人畜共患的中枢神经系统急性传染病。本病多见于夏秋季,主要分布在亚洲远东和东南亚地区,我国也是乙脑的高发地区。乙脑的病死率和致残率高,是威胁人群特别是儿童健康的主要传染病之一。

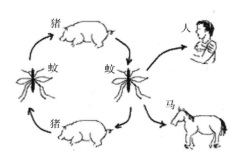

传播途径

### 2.我们是怎样感染流行性乙型脑炎的呢?

传染源:猪、羊、牛、马、鹅等家禽家畜和人类都能感染此病毒,因此都能成为乙脑的传染源,但最主要的传染源及病毒储存者是猪,尤其是一些幼猪。

传播途径:蚊虫是乙脑的主要传播媒介;蚊子吸血后,乙脑病毒可在其肠道增殖,然后移行至唾液腺增殖;蚊感染乙脑病毒后不发病,但可成为乙脑病毒的长期储存宿主。

易感人群:人群对乙脑病毒普遍易感。病例主要集中在10岁以下的儿童,以2～6岁发病率最高。婴儿可从母体获得抗体而具有保护能力,成人多因隐性感染而获得免疫。近年来由于儿童和青少年广泛接种疫苗,成人和老年人的发病率则相对增加。乙脑治愈后,免疫力强而持久,较少有二次发病者。

所以,乙脑的流行环节一是要有猪,二是要有蚊子,三是

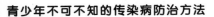

要有易感人群。

### 3.患了乙脑,我们会有怎样的"不舒服"呢?

大多数乙脑患者症状较轻或呈无症状的隐性感染,仅少数出现中枢神经系统症状。初期患者体温急剧上升至 39℃～40℃,甚至达 40℃以上,持续数日,意识明显障碍,出现嗜睡、昏睡乃至昏迷症状,昏迷越深,持续时间越长,病情越严重。另外,患者会伴有头痛、恶心、呕吐、惊厥、弯颈不顺利等症状,严重患者可出现呼吸衰竭,最后呼吸停止。之后患者体温逐渐下降,精神及症状逐日好转。但重症病人仍会留有严重的后遗症。经过积极治疗,大多数患者可在半年内恢复正常。

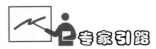专家引路

### 1.我们可以怎样来预防乙脑呢?

那我们在平时的生活中该怎样来预防流行性乙型脑炎呢?首先,灭蚊是至关重要的任务。但是,我们是应该弹开它,还是拍打死它呢?这恐怕就得见仁见智了吧。不过至少我们应该在拍打死蚊虫以后要做基本的皮肤清洗工作。除此以外,我们还可以通过接种疫苗来预防乙脑的发生。

### 2.应该如何来治疗乙脑呢?

目前尚无针对乙脑的特效抗病毒药物,主要是针对症状进行支持、综合治疗。因为乙脑的对症治疗非常重要,所以要认真把好"三关",即高热关、抽搐关和呼吸衰竭关。如果大家感觉到身体不适,应立即寻求医生的专业帮助。具体办

法如下：

降温：高烧易发生抽搐（又称"抽风"），必须及时降温，最好把头部温度降到 36℃ 左右；具体方法有物理降温、药物降温和激素。

镇静：乙脑患者因头痛剧烈，常烦躁不安，因颅压增高易发生抽搐，故应给以适量镇静剂以防止发生四肢和面部肌肉反复抽动和双眼上翻等情况；如果遇抽搐患者，应尽快用镇静剂予以控制。

防止呼吸衰竭：重症病例早期可发生颅压增高，在防治颅压增高上，首先要防止痰堵造成换气不佳的缺氧，故应多让病人侧睡，防止昏迷时舌根后坠；若已出现痰堵，可考虑气管插管或切开，以改善肺部的换气功能；当出现脑水肿或脑疝，引起呼吸衰竭时，应立即给以脱水剂；如病人有缺氧表现，则应早期给氧，如病人出现呼吸浅或节律不齐时，应采用呼吸兴奋剂。

此外，还应进行认真细致的护理，食用高热量多维生素的营养性流质食物，以保持水和电解质的平衡、预防继发感染。

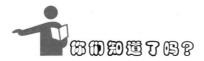
你们知道了吗？

1. 什么是流行性乙型脑炎？

2. 流行性乙型脑炎是怎样传播的呢？

3. 怎样预防流行性乙型脑炎？

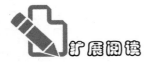扩展阅读

## 流行性乙脑疫苗接种时间

六个月到十岁以下的孩子,在乙脑流行季节前1～2个月以间隔7～10天的方式初种2次,然后每年均需要加强一次。如果一年漏种,第二年就需要全程注射,即注射两次。

乙型脑炎是一种由带病毒的蚊子作为媒介的传染病,几乎都在夏天蚊子肆虐时才流行,蚊子消失的冬季自然中止流行。所以在每年的春季(即4～5月)接种疫苗,等到2个月后进入夏季就已产生抗体,达到了预防疾病的目的。若是拖到六七月接种,到了秋季才会产生抗体,便失去了预防的意义,只能等到来年的春季再重新进行预防。此外,不推荐提前接种疫苗,因为提早接种有抑制自身免疫力形成的危险。

接种乙脑疫苗有什么副反应?

接种本疫苗几乎没什么副反应。个别孩子会出现两天以内轻微的发热症状,一般均在38℃以下。此外,七岁以上儿童加强接种时,接种的部位会红肿、疼痛,偶尔也有出皮疹、血管性水肿和过敏性休克,一般发生在注射后10～30分钟内。

疫苗接种五大注意事项:

1.有以下情况的孩子不宜接种乙脑疫苗:

(1)患有发热及急性疾病的孩子;

(2)有严重慢性疾病的孩子;

(3)有脑及神经系统疾病的孩子;

（4）有过敏性疾病，对抗生素、疫苗有过敏史的孩子。

2.疫苗混浊、变黄、有异物以及疫苗瓶有裂纹均不能使用。

3. 在疫苗中加入适量的亚硫酸氢钠，待疫苗由橘红色变成黄色再注射，可减少注射时的疼痛。

4. 接种后在现场休息片刻，以防发生副作用。

5. 接种现场应配有 1∶1000 肾上腺素，供发生过敏性休克时急救用。

# 二、隔三差五就"打摆子"
## ——疟疾

 **案例**

2011 年 9 月 12 日,2011 年度拉斯克奖的获奖名单揭晓,中国科学家屠呦呦获得临床医学奖,获奖理由是"因为发现青蒿素——用于治疗疟疾的药物,挽救了全球,特别是发展中国家的数百万人的生命"。这也是至今为止,中国生物医学界获得的最高世界级大奖。

 226

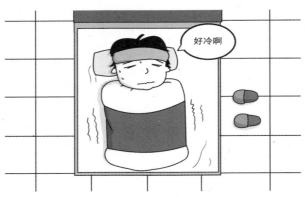

为什么医学界对疟疾的治疗药物关注度这么高呢?

因为在所有的热带病中,以受疟疾威胁的人数与发病数字为最多,居世界卫生组织重点研究的六大热带病的首位。1969年为研发抗疟疾药物,北京卫生部中医研究院加入项目,任命屠呦呦为科研组组长。首先从系统收集整理历代医籍、本草入手,并收集地方药志及中医研究院建院以来的群众来信,寻访老大夫总结的实际经验等,汇总了植物、动物和矿物等 2000 余种内服外用方药,从中整理出一册《抗疟单验方集》,包含 640 多种草药,其中就有后来声名远扬的青蒿。

经过多年的不懈努力,屠呦呦团队受到《肘后备急方》治疟验方中对青蒿素研究的启发,终于实现了治疗疟疾的新突破!

"青蒿一握,以水二升渍,绞取汁,尽服之。"

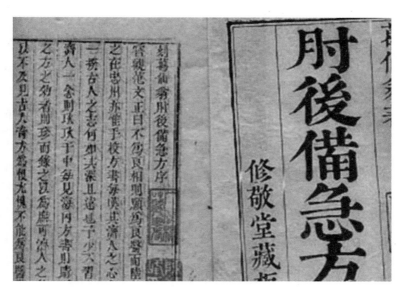

 **互动讨论**

究竟疟疾有多神秘,竟让如此多的科学家大为关注呢?让我们来揭开它神秘的面纱吧!

知识加油站

## 1.什么是疟疾呢?

疟疾又名"打摆子",是一种很古老的疾病,远在 2000 年前的《黄帝内经·素问》中即有《疟论篇》和《刺论篇》等专门论述疟疾的病因、症状和疗法的篇章,并从发作规律上分为"日作""间日作"与"三日作"。然而,直到 1880 年法国人 Laveran 才在疟疾病人血清中发现疟原虫;1897 年英国人 Ross 发现蚊虫与传播疟疾的关系,它的真正病因才被弄清楚。

## 2.人们是怎样患上疟疾的呢?

传染源:疟原虫是疟疾的病原体,病人和无症状的血中有疟原虫体的人是疟疾的传染源。

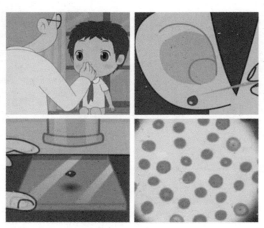

传播途径:疟疾主要是通过按蚊叮咬来传播的,并且只有会吸人血、对疟原虫易感、群体数量大、生活期较长、子孢子可在其体内发育成熟的蚊种才会成为传播媒介。

易感人群：寄生于人体的疟原虫有 4 种，即间日疟原虫、恶性疟原虫、三日疟原虫和卵形疟，所有人对 4 种疟原虫均易感，但黑种人对间日疟敏感性差，现原因不明；人感染疟原虫后可产生相当程度的免疫，所以在疟区，当地人由于早年多患过疟疾，均获得相当程度的免疫力，而外地人由于无免疫力，进入全疟区后，不被感染者极少；疟区的婴儿，降生后一个月内，受到来自母体的抗体保护，而在一个月后，疟疾的发病率与死亡率均很高。

### 3.疟疾来了，你知道吗？

疟疾在不同的时期有不同的表现，按照发病的时间顺序，我们人为地把临床表现划分为四个阶段：

阶段一：潜伏期。从人体感染疟原虫到发病（口腔温度超过 37.8℃），称潜伏期。感染原虫量、株的不同，人体免疫力的差异，感染方式的不同均可造成潜伏期时间的长短不一。间日疟起病急，易复发。初次感染者常有前驱症状，如乏力、倦怠、打呵欠、头痛、四肢酸痛、食欲缺乏、腹部不适或腹泻、不规则低热等。一般持续 2～3 天，长者一周。随后转为典型发作。

阶段二：发冷期。突然间感觉发冷，先为四肢末端发凉，然后迅速扩散到背部、全身发冷。皮肤起鸡皮疙瘩，口唇、指甲发绀，颜面苍白，全身肌肉关节酸痛。进而全身发抖，牙齿打战，有的人盖几床被子都不能制止。持续约 10 分钟，甚至一小时，寒战才自然停止，体温上升。此期患者常有重病感。

阶段三：发热期。冷感消失以后，面色转红，发绀消失，

体温迅速上升。通常发冷越显著，则体温就愈高，可达 40℃
以上。高热患者痛苦难忍：有的辗转不安，呻吟不止；有的意
识模糊甚至抽搐或不省人事；有的剧烈头痛，顽固呕吐。患
者面红、气促、结膜充血、皮灼热而干燥、脉洪而速、尿短而色
深，患者觉得心慌、口渴、想喝冷饮解热。发热一般持续 2～6
小时，个别可达 10 小时。发作数次后唇鼻常见疱疹。

　　阶段四：出汗期。高热后期，颜面手心微汗，随后遍及全
身，大汗淋漓，衣服湿透，约 2～3 小时体温降低，常至 35.5℃。
患者感觉舒适，但十分困倦，能安然入睡。一觉醒来，精神轻
快，食欲恢复，又可照常工作。此时进入间歇期。

　　整个发作过程约 6～12 小时，典型者间歇 48 小时又重复
上述过程。一般发作 5～10 次，因体内产生免疫力而自然
终止。

　　数次发作以后患者常有体弱、贫血、肝脾肿大。发作次
数愈多，脾大、贫血愈著。由于免疫力的差异或治疗的不彻
底，有的病人可发展为慢性。

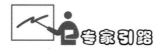 专家引路

**1. 疟疾来了，我们怎么保护自己不受疟疾的威胁呢？**

　　积极治疗传染源：治疗疟疾应采用抗疟原虫药物，如氯
喹、奎宁、青蒿素类（青蒿素、蒿甲醚）等。目前治疗疟疾最常
用的药物是青蒿素类制剂。药物的剂量和用法需根据疟原
虫的种类和病情的轻重由医生来定，患者一定要遵守医嘱接
受治疗！

彻底消灭按蚊:主要措施是搞好环境卫生,包括清除污水,改革稻田灌溉法,发展池塘、稻田养鱼业,室内、畜棚经常喷洒杀蚊药等。

搞好个人防护:包括搞好个人卫生,夏天不在室外露宿,睡觉时最好要挂蚊帐;白天外出,要在身体裸露部分涂些避蚊油膏等,以避免蚊虫叮咬。

**2.怎样治疗疟疾?**

当疟疾来了,大家不要恐慌,疟疾是可以治疗的哦!

基础治疗。(1)发作期及退热后 24 小时应卧床休息。(2)要注意水分的补给。对食欲不佳者给予流质或半流质食物,至恢复期给高蛋白食物;吐泻不能进食者,则适当补液;有贫血者可辅以铁剂。(3)寒战时注意保暖。大汗应及时用干毛巾或温湿毛巾擦干,并随时更换汗湿的衣被,以免受凉;高热时采用物理降温,过高热患者因高热难忍可药物降温。(4)按虫媒传染病作好隔离。患者所用的注射器要洗净消毒。

药物治疗:大家千万不要凭个人经验自行用药,一定要遵循专业医生的指导,遵医嘱用药。

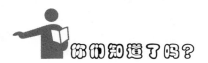

你们知道了吗?

1.什么是疟疾?

2.疟疾的传播方式有哪些?

3.我们怎样预防疟疾?

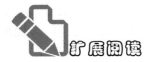

## 抗击疟疾:来自两个村庄的故事

2005 年 5 月 3 日,世卫组织发表了《2005 年世界疟疾报告》——一份对 107 个受该病影响的国家和地区疟疾问题的全面综述。

全世界约 40% 的人口有患疟疾的危险。在问题最严重的撒哈拉以南的非洲,每年有 3000 名 5 岁以下儿童死于疟疾。下面的故事显示了两个村庄如何与疟疾抗斗:

### 塞内加尔迪亚巴

塞内加尔的波多尔县位于该国中北部的一个偏远地区,是该国疟疾问题最严重的地区之一。在波多尔炎热和多灰尘的迪亚巴村,疟疾是一个经常存在的问题,尤其在雨季。

一辆汽车驶进村庄,儿童们飞跑过去迎接。他们知道这辆车送来了他们非常熟悉的一个人。

从车里出来的是 Oumoul Khary Sow,一名来自达喀尔的 20 岁的苗条姑娘。儿童围在

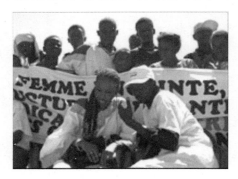

Oumoul 给迪亚巴村民带来了预防疟疾的经杀虫剂处理的蚊帐和教育信息

她的身边,而她的父亲和姐妹们正在从车上卸下一大堆塑料

包装的经杀虫剂处理过的蚊帐。

Sow 家庭是与塞内加尔政府合作的志愿人员。他们帮助这一偏远地区进行疟疾控制,并且到迪亚巴来向家庭分发蚊帐,特别供孕妇和幼儿使用。

但是,蚊帐并不是他们给村庄的唯一礼物。在过去的三年里,Oumoul 及其家庭致力于教育村民防治疟疾。"在我们开始的时候,这里的民众对于患上疟疾并死于疟疾听天由命"她说,"他们认为这是他们不得不接受的一件事。现在他们知道如何与该病作斗争——通过在经杀虫剂处理的蚊帐里睡觉和在发烧时到诊所寻求医疗。"

那晚在全村会议上,村民们唱歌、跳舞,感谢 Oumoul 的帮助,并相互鼓励继续与疟疾抗斗。

### 柬埔寨巴当

柬埔寨在抗击疟疾方面已取得重要进展。该病主要影响生活在偏远农村地区的民众。

在柬埔寨东北部腊塔纳基里省的巴当村,一名 35 岁疟疾工作人员 Kaam Lamo 在清点医疗箱剩下的青蒿琥酯和甲氟喹联合治疗盒以及疟疾快速诊断检测盒。Kaam Lamo 和他的妻子 Tuk Tang 住在巴当,三年前被征聘为他们村庄的疟疾工作人员。每个月他们收到新供应的疟疾治疗

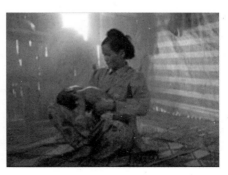

柬埔寨的规划已成功地向巴当等农村人口分发经杀虫剂处理的蚊帐

盒和诊断检测盒——在他们参加地方卫生站的培训时由柬埔寨卫生部供应。他们首先接受培训如何对民众进行诊断,然后如何在他们的家中对疟疾患者进行治疗。

像 Kaam Lamo 和 Tuk Tang 这样的乡村疟疾工作人员是这项新战略的主要行动者。该战略由柬埔寨国家疟疾中心于 2001 年试行,以便在该国最偏远地区遏制疟疾。在该项目开始之前,国家卫生中心和卫生站网络并未普及到生活在丛林深处的民众。因此该战略包括了培训像 Tuk Tang 和 Kaam Lamo 这样的村民挨家挨户进行诊断并随后治疗疟疾患者。

135 个村庄已参与研究以查看这一做法的有效性。该项目获得抗艾滋病、结核和疟疾全球基金的支持。迄今为止的结果给人深刻的印象——该省通过卫生中心报告的疟疾死亡人数已在四年内减少了约三分之一。

# 附录　预防接种

## 计划内疫苗（一类疫苗）

计划内疫苗是国家规定纳入计划免疫，适龄儿童必须接种，并由政府承担接种费用的指定疫苗。[①] 在全国范围内，包括了乙肝疫苗、卡介苗、脊灰疫苗、百白破疫苗、白破疫苗、麻疹疫苗、麻腮风疫苗、乙脑疫苗、流脑疫苗（包括 A 群流脑疫苗和 A＋C 群流脑疫苗）、甲肝疫苗等 11 种疫苗，用来预防乙型肝炎、结核病、脊髓灰质炎、百日咳、白喉、破伤风、麻疹、流行性腮腺炎、风疹、流行性乙型脑炎、流行性脑脊髓膜炎、甲型肝炎等 12 种传染病。有时，根据不同地区的疫情变化，还可将各个地方政府额外增加的疫苗种类纳入一类疫苗的范围之内[②]，如流行性出血热疫苗、炭疽疫苗、钩端螺旋体病疫苗等。

## 计划外疫苗（二类疫苗）

除国家规定适龄儿童必须接种的疫苗外，其他需要接种的疫苗都属于推荐疫苗，也就是计划外疫苗。这些疫苗都是本着自费、自愿的原则，监护人可以有选择性地给孩子接种。

---

[①] 《疫苗流通和预防接种管理条例》，中华人民共和国国务院令，第 434 号，自 2005 年 6 月 1 日起施行。

[②] 《疫苗流通和预防接种管理条例》，中华人民共和国国务院令，第 434 号，自 2005 年 6 月 1 日起施行。

### 儿童、青少年疫苗接种时间表

| 接种时间 | 接种疫苗 | 次数 | 可预防的传染病 |
|---|---|---|---|
| 出生 24 小时内 | 乙肝疫苗 | 第一次 | 乙型病毒性肝炎 |
| | 卡介苗 | 第一次 | 结核病 |
| 1 月龄 | 乙肝疫苗 | 第二次 | 乙型病毒性肝炎 |
| 2 月龄 | 脊灰糖丸 | 第一次 | 脊髓灰质炎（小儿麻痹） |
| 3 月龄 | 脊灰糖丸 | 第二次 | 脊髓灰质炎（小儿麻痹） |
| | 无细胞百白破疫苗 | 第一次 | 百日咳、白喉、破伤风 |
| 4 月龄 | 脊灰糖丸 | 第三次 | 脊髓灰质炎（小儿麻痹） |
| | 无细胞百白破疫苗 | 第二次 | 百日咳、白喉、破伤风 |
| 5 月龄 | 无细胞百白破疫苗 | 第三次 | 百日咳、白喉、破伤风 |
| 6 月龄 | 乙肝疫苗 | 第三次 | 乙型病毒性肝炎 |
| | 流脑疫苗 | 第一次 | 流行性脑脊髓膜炎 |
| 8 月龄 | 麻疹疫苗 | 第一次 | 麻疹 |
| 9 月龄 | 流脑疫苗 | 第二次 | 流行性脑脊髓膜炎 |
| 1 岁 | 乙脑减毒疫苗 | 第一次 | 流行性乙型脑炎 |
| 1.5 岁 | 甲肝疫苗 | 第一次 | 甲型病毒性肝炎 |
| | 无细胞百白破疫苗 | 第四次 | 百日咳、白喉、破伤风 |
| | 麻风腮疫苗 | 第一次 | 麻疹、风疹、腮腺炎 |
| 2 岁 | 乙脑减毒疫苗 | 第二次 | 流行性乙型脑炎 |
| | 甲肝疫苗（与前次接种间隔 6—12 个月） | 第二次 | 甲型病毒性肝炎 |
| 3 岁 | A＋C 流脑疫苗 | 加强 | 流行性脑脊髓膜炎 |
| 4 岁 | 脊灰疫苗 | 第四次 | 脊髓灰质炎（小儿麻痹） |
| 6 岁 | 无细胞百白破疫苗（白破） | 加强 | 百日咳、白喉、破伤风 |
| | 麻风腮疫苗 | 第二次 | 麻疹、风疹、腮腺炎 |
| | 乙脑减毒疫苗 | 第三次 | 流行性乙型脑炎 |
| 小学四年级 | A＋C 流脑疫苗 | 加强 | 流行性脑脊髓膜炎 |
| 初中一年级 | 乙肝疫苗 | 第四次 | 乙型病毒性肝炎 |
| 初中三年级 | 无细胞百白破疫苗（白破） | 加强 | 百日咳、白喉、破伤风 |
| 大一新生 | 无细胞百白破疫苗（白破） | 加强 | 百日咳、白喉、破伤风 |
| | 麻疹疫苗 | 第二次 | 麻疹 |

在注射疫苗时应注意：

1. 疫苗注射应在孩子身体状况良好的时候进行。如果小孩有以下情况，则不适宜接种疫苗：正在发烧；患有急性传染病、哮喘、风疹、湿疹等疾病或有心脏病、肾炎及肝炎等疾病时，应等待疾病痊愈之后再进行疫苗注射。

2. 接种疫苗前，应向医生说明孩子是否属于过敏体质或是否有过敏史。

3. 疫苗接种后，当天不要洗澡，也不能让孩子太疲劳。

4. 疫苗虽然经过灭活或减毒处理，但对人体仍有一定的刺激作用。因此，少数儿童接种疫苗后体温会升高，但一般不会超过 38.5 ℃，或是在注射的皮肤处出现轻微的肿胀和疼痛的感觉。如果情况持续严重，一定要及时就医哦！

# 后 记

············································

　　这本书的酝酿是从 2011 年底开始的,当时大家的想法很简单,就是希望能够编写一套适合青少年的科普读物,使科学家们呕心沥血探索到的科学知识能够完全"惠及"大众,将科学实用的健康知识能够从小就"植根"于青少年朋友心中,希望不仅是青少年,还有他们的父母亲、他们的后代都会从中受益。

　　科普读物,既要有较强的科学性,又要有很好的通俗性、实用性,同时要具备较强的趣味性,尤其是要适合青少年朋友的口味,确实为编者们提出了挑战。

　　感谢本书的编者们,他们中有从事临床工作的医生,有致力于公共卫生事业的教师和研究人员,有正在攻读医学学位的研究生和本科生,有热衷于漫画的"美眉",有愿意追随科普事业的"生力军"。共同的愿望和兴趣,支持着他们在编书的整个过程中兢兢业业,紧密合作。

　　能参与这么一本科普读物的编写,笔者深感荣幸,同时深感责任重大。这本书不仅传递知识,也传递思想和爱。衷心感谢编者们的辛勤劳动和出版社的大力支持,使得本书的编写能顺利完成。最后,感谢各位读者对本书的厚爱,希望这本书能为你和你家人带来更多的健康和欢乐。

曾　缓

238